Puzzle #1

BANK

T N S R I Z O H O Z W M X C S
Z N L D K R F B G E C Q B U W
N H E Q N Y E N O M H B A S C
F N G M L U W K N H E Y T T T
A T A B N D F A Z K C I M O Z
V A L Q X R R J R S K N M M R
U T V T O F E A B D K L A E V
P D A E U L A V C C H J C R B
Y D B L O Y A L O T O T H S B
V E U Z O X E Y K G I I I U J
Q P J D R A C T I B E D N W I
L O R E G A N A M H B N E W Q
L S L Z I C O U N T E R S R T
L I T N I K N D R R Y D Z I C
E T A V I R P B U Y H W M M R

ATM MACHINES	DEBIT CARD	MANAGER
BRANCH	DEPOSIT	MONEY
CHECK	FUNDS	PRIVATE
COIN	GOVERNMENT	VALUE
COUNTERS	LEGAL	WITHDRAW
CREDIT CARD	LOAN	
CUSTOMERS	LOYAL	

SMELL

R F S N U F F U M E S O N S M
E Z A R W Q Q R O D O R J A M
P H A R S O L F A C T I O N I
O H T Z O Z L L L G B L N O S
L F X E C N E S S E R Z P P D
L U U Q U N S M O K E A X Y H
U A S S Z Q P M U G E E N I R
T U O A G Y U F G F C S S C O
I E S A E A R O M A R C N Z E
O X O C T G S U B E B E O P M
N P A R T I C L E S U N P C L
G V R F R E W O L F P T F D V
Y V E S P I R I T T D G X B O
E K Y V N O I T A S N E S J C
Z Z T N R O V A L F M X P F L

AROMA	FUME	POLLUTION
BOUQUET	GAS	SCENT
ESSENCE	NOSE	SENSATION
FLAVOR	ODOR	SMOKE
FLOWER	OLFACTION	SNUFF
FOUL	PARTICLES	SPIRIT
FRAGRANCE	PERFUME	

TOWN

```
X  P  N  Y  Q  G  S  M  E  U  R  T  O  N  E
O  P  A  O  E  Y  S  P  U  Q  R  F  J  U  E
A  P  A  R  T  M  E  N  T  E  E  B  S  N  U
N  O  T  N  K  E  O  W  J  V  S  B  A  N  K
V  O  H  O  O  C  K  D  N  B  I  U  A  N  M
K  O  I  I  W  I  I  R  E  F  D  S  M  J  W
K  P  G  T  M  N  T  F  A  R  E  Y  L  Z  Y
S  H  H  E  C  D  H  A  F  M  N  P  F  J  Z
A  B  W  Q  E  U  C  A  L  A  T  C  U  N  W
F  M  A  L  V  S  R  B  L  U  R  O  F  Z  V
Q  N  Y  T  K  T  B  T  E  L  P  T  S  S  O
Q  I  S  G  C  R  W  W  S  L  L  O  A  B  W
M  S  E  L  C  I  H  E  V  N  Q  I  P  M  R
Y  T  I  S  R  E  V  I  N  U  O  V  A  Y  W
Q  T  R  A  N  S  P  O  R  T  S  C  C  T  I
```

APARTMENT	MODERN	TRANSPORT
BANK	MUSEUM	UNIVERSITY
BUSY	PARK	URBAN
CONSTRUCTION	POPULATION	VEHICLES
HIGHWAYS	RESIDENT	
INDUSTRIES	TOWN HALL	
MARKET	TRAFFIC	

Puzzle #4

TRANSPORT

```
H  W  E  L  C  Y  C  R  O  T  O  M  L  T  Y
Q  R  D  L  M  X  E  P  Z  P  I  I  M  K  H
R  O  M  N  I  S  W  E  T  R  U  C  K  S  C
K  Y  N  C  F  B  S  K  B  M  Q  B  K  G  N
M  K  Q  U  A  V  O  O  T  E  Z  Y  J  E  T
X  E  Z  B  R  R  E  M  J  P  K  X  E  T  T
C  Y  R  R  E  F  G  C  O  U  B  Z  J  C  T
M  D  N  R  Q  W  N  O  I  T  A  I  V  A  F
X  E  N  A  L  P  R  I  A  F  U  W  K  R  L
L  L  G  A  J  Z  B  Y  U  M  F  A  H  E  D
V  A  D  I  T  C  Y  U  D  O  V  A  I  L  S
K  C  Z  A  P  S  D  T  S  I  B  R  R  X  I
T  R  O  P  A  E  S  T  F  N  I  A  R  T  N
I  T  C  P  O  L  L  U  T  I  O  N  W  B  Y
M  D  V  S  V  B  L  M  B  P  V  X  E  K  E
```

AIRPLANE	CAR	SEAPORT
AUTOMOBILE	CARGO	TICKET
AVIATION	FARE	TRAFFIC
BIKE	FERRY	TRAIN
BUS	MOTORCYCLE	TRUCKS
BUS STAND	POLLUTION	

AIRPORT

S	E	A	T	B	A	C	K	K	Y	L	O	D	B	W
T	R	O	P	S	S	A	P	K	B	R	V	N	X	Q
V	H	J	A	G	C	Y	G	N	I	X	A	T	B	X
J	A	G	S	X	H	O	T	N	G	Q	G	N	V	R
J	G	U	S	L	Q	Z	U	I	I	N	A	S	I	V
F	F	O	E	K	A	T	P	N	R	D	I	S	N	U
F	Z	D	N	S	V	E	V	L	T	U	R	W	F	M
M	C	W	G	C	T	S	C	A	Y	E	C	A	O	S
V	C	D	E	H	V	O	O	N	M	H	R	E	O	T
I	T	A	R	M	A	C	L	D	A	M	A	B	S	B
V	N	D	S	T	E	K	C	I	T	R	F	X	G	T
Q	R	U	N	W	A	Y	T	N	P	C	T	G	M	T
E	J	F	F	L	B	A	J	G	V	Q	Y	N	T	R
J	L	D	W	E	K	J	L	U	G	G	A	G	E	X
Q	A	A	E	R	A	G	N	I	T	I	A	W	B	Y

AIRCRAFT	PASSPORT	TAXING
BOARDING	PILOT	TICKET
COUNTER	RUNWAY	TOWING
ENTRANCE	SEAT BACK	VISA
LANDING	SECURITY	WAITING AREA
LUGGAGE	TAKE OFF	
PASSENGERS	TARMAC	

WEDDING

```
D  Y  U  W  S  F  G  C  C  S  P  O  U  S  E
Y  I  L  C  N  O  I  T  A  R  O  C  E  D  M
H  B  V  I  C  E  N  G  A  G  E  M  E  N  T
G  Y  N  O  M  E  R  E  C  O  N  J  O  I  N
H  J  O  H  R  A  L  D  L  A  U  T  I  R  U
B  X  I  B  A  C  F  E  L  P  X  T  X  D  P
T  Z  E  V  A  P  E  Z  B  I  U  Z  Z  N  T
H  J  I  G  O  N  P  V  U  R  H  O  G  F  I
N  U  E  W  A  U  Q  I  O  T  A  C  C  R  A
P  G  S  W  Y  I  B  U  N  L  D  T  M  Z  L
H  U  U  B  E  X  R  R  E  E  E  F  I  W  N
A  V  X  L  A  L  F  R  G  T  S  S  I  O  W
Q  D  M  P  J  N  R  D  A  K  A  S  F  C  N
L  E  E  L  N  E  D  Y  T  M  C  G  K  M  K
E  O  R  K  A  V  E  T  Q  U  O  Q  S  F  D
```

BANQUET	DIVORCE	MARRIAGE
CELEBRATION	ENGAGEMENT	NUPTIAL
CEREMONY	FAMILY	NUPTIAL
CHILDREN	HAPPINESS	RITUAL
CONJOIN	HUSBAND	SPOUSE
COUPLE	JEWELRY	WIFE
DECORATION	LOVE	

Puzzle #7

GAMES

Y E P C E J M R X O R N P U R
G E W I O T R O O D N I B M E
K E R N H M A S C O O L V W V
H F M R V S P M F D D U I J I
Q P N U B Z N U K I A T S N D
D S Q O L A X O T C N K U L E
E Y E R I T L H I E E A M O O
D S N I W T I L C P R H L J G
I W I C R T I P B T M G C G A
Y V A C V E X T L S A A A W M
E V O S R Z S U E A H M H M E
C R L O S E K R A P Y Q I C E
A T O E U P X B W G M E Q L C
V K M C O M P E T I T O R N O
Q O Y P S U X E A G E U C H Y

BALL	EXERCISE	OUTDOOR
CHAMPIONSHIP	FINAL	PARK
CHECKMATE	INDOOR	SCORE
COMPETITION	LOSE	SERIES
COMPETITOR	MATCH	VIDEO GAME
COMPUTER GAME	MULTIPLAYER	WIN
DICE	ONLINE	

MALL

```
I  I  S  H  O  P  P  I  N  G  Z  A  L  Y  A
E  J  L  E  V  E  L  G  N  I  K  R  A  P  L
Y  Q  R  E  T  A  E  H  T  E  I  V  O  M  S
Z  T  D  Y  T  N  A  R  U  A  T  S  E  R  H
E  R  I  C  T  W  F  O  O  Y  D  P  W  B  O
B  T  O  R  A  E  Y  S  M  T  I  X  G  R  W
S  X  I  T  U  X  I  G  R  F  S  O  X  A  R
V  R  T  X  A  C  R  R  I  O  C  K  R  N  O
P  W  E  U  E  L  E  V  A  T  O  R  O  D  O
K  R  Z  P  G  E  A  S  V  V  U  L  I  O  M
T  N  R  B  P  F  R  C  E  C  N  K  F  U  B
P  T  D  Q  D  O  Z  I  S  N  T  Q  R  T  W
G  D  R  E  X  K  H  R  F  E  S  P  J  L  O
E  R  O  T  S  C  I  S  U  M  T  Q  P  E  Y
B  U  L  O  E  F  O  O  D  C  O  U  R  T  B
```

BOOKSTORE	FOOD COURT	SHOPPERS
BRAND OUTLET	FOOD COURT	SHOPPING
DISCOUNTS	MOVIE THEATER	SHOWROOM
ELEVATOR	MUSIC STORE	VARIETY
ESCALATOR	PARKING LEVEL	
FIRE EXIT	RESTAURANT	
FLOORS	SECURITY	

ENTERTAINMENT

```
S  T  L  D  H  W  R  N  O  E  P  X  G  A  D
T  S  M  G  U  R  O  E  G  E  B  V  L  Y  C
A  A  R  S  W  T  X  H  A  E  D  F  D  B  O
G  R  C  A  E  O  V  U  S  L  S  I  W  Y  S
E  T  E  H  T  M  H  C  S  E  I  C  V  J  T
P  V  F  T  X  S  A  S  H  X  V  T  A  Q  U
L  L  T  T  A  R  T  G  C  A  J  I  Y  P  M
A  I  D  H  G  E  O  E  O  I  N  O  L  T  E
Y  S  T  A  G  I  H  T  N  E  G  N  R  H  V
J  T  Q  V  I  I  A  T  C  R  D  A  E  E  E
M  I  R  K  A  X  N  Q  E  A  E  I  M  L  Y
T  N  A  A  Q  M  L  E  R  I  M  T  V  H  P
G  G  D  J  C  Q  Q  T  T  K  V  L  N  T  D
P  R  I  M  E  T  I  M  E  A  Q  O  I  I  I
Z  G  O  K  B  R  B  X  S  Y  L  G  M  F  T
```

CONCERT	LIVE SHOW	TV CHANNEL
COSTUME	MAGIC SHOW	TV LISTING
ESCAPE	MOVIE THEATER	VIDEO
FICTION	PRIME TIME	VIDEO GAMES
FILM ACTOR	RADIO	
INTERNET STAR	REALITY TV	
LATE NIGHT	STAGE PLAY	

LIGHT

```
N O I T A N I M U L L I D L V
S U N O I T A I D A R W S D I
Q S E C N E C S E N I M U L S
U Q S Q T I H P O Q T T S D F
F I R E E E V A F C S I P N L
F M G W N Y B R T L E B E I U
W G R N S T S K Y M M O C A O
X K I G I B H F Z T E M T H R
X L G G T T I G L O W C R A E
R B I J Y O E F I O M V U P S
U O C G T C O L O R A W M D C
Q M F I H T X K P A B L A Z E
K J L N O T O H P P X L H X N
E C N E C S E D N A C N I L C
T E L O I V A R T L U O M Q E
```

ABLAZE	ILLUMINATION	SPARK
BRIGHTNESS	INCANDESCENCE	SPECTRUM
COLOR	INTENSITY	SUN
FIRE	LIGHTER	SUN
FLUORESCENCE	LUMINESCENCE	ULTRAVIOLET
GLOW	PHOTON	
IGNITE	RADIATION	

BOOK

```
H  S  H  O  R  T  S  T  O  R  Y  T  Q  J  M
S  G  G  C  P  B  S  D  R  O  C  E  R  M  X
X  D  E  N  O  I  T  C  I  F  R  U  H  A  P
M  K  G  R  I  R  E  P  A  P  E  T  X  K  C
A  O  D  D  U  D  K  C  O  N  T  E  N  T  S
G  Q  M  R  T  T  N  L  N  H  W  Z  E  X  E
A  I  L  E  V  O  N  I  R  N  S  E  E  N  D
Z  X  Q  E  D  R  Y  E  B  T  W  K  L  P  U
I  Y  S  B  B  P  Y  H  V  I  K  E  O  L  Z
N  M  R  O  D  O  A  D  Y  D  A  V  B  O  D
E  G  Q  A  Y  R  O  G  E  T  A  C  Y  W  B
S  L  U  V  R  N  A  K  E  M  E  O  P  O  C
T  A  T  L  X  B  B  M  Y  S  O  P  K  N  A
R  E  T  I  R  W  I  G  A  S  A  C  O  S  A
T  B  E  M  T  D  L  L  O  R  C  S  Q  E  I
```

ADVENTURE	EBOOK	POEM
BINDING	FICTION	RECORDS
BOOKSHOP	LIBRARY	SCROLL
CATEGORY	MAGAZINES	SHORT STORY
COMEDY	NOVEL	TITLE
CONTENT	PAGES	WRITER
DRAMA	PAPER	

Puzzle #12

ANIMALS

```
T  C  N  I  T  X  E  A  B  P  F  I  J  A  F
M  Z  H  E  R  B  I  V  O  R  E  S  B  Q  M
S  O  S  O  F  J  H  F  O  R  E  S  T  Y  A
P  Q  J  W  D  E  D  O  O  L  B  T  O  H  M
E  N  O  C  T  U  R  N  A  L  U  V  X  R  M
C  O  L  D  B  L  O  O  D  E  D  T  M  U  A
I  Y  R  A  N  I  R  E  T  E  V  K  I  J  L
E  C  A  R  N  I  V  O  R  E  S  P  U  O  S
S  Z  I  F  H  I  Y  T  A  T  I  B  A  H  N
G  D  E  T  A  C  I  T  S  E  M  O  D  L  S
G  I  S  L  A  C  I  G  O  L  O  C  E  B  N
K  D  N  M  S  U  N  E  G  A  I  J  Z  M  Q
P  U  W  C  G  V  Q  Q  X  I  V  Z  V  L  F
W  D  E  R  E  G  N  A  D  N  E  O  Q  F  Q
K  Q  F  S  E  R  O  V  I  N  M  O  R  G  I
```

AQUATIC	EXTINCT	NOCTURNAL
CARNIVORES	FOREST	OMNIVORES
COLD BLOODED	GENUS	SPECIES
DOMESTICATED	HABITAT	VETERINARY
ECOLOGICAL	HERBIVORES	ZOO
ENDANGERED	HOT BLOODED	
EVOLUTION	MAMMALS	

FAMILY

B Q I V K R T Y I S G E R A C
E R S U R S J X X T R A P Z M
A T O E S E C K R D A O L P O
R S R T R P I H S D N E I R F
N U T I S Y O H P K D H N O V
O I N N B E P U E Q P E E B P
R C J H E E C I S I A L A U R
Y S B E Q R B N H E R O G H E
J Z C R E Z A O A S E V E U L
D U R I J H A P P I N E S S A
I H I T T G E Y S B T I L B T
P L O X T E Y Z O C S J K A I
V D C M Y H N F W Y Q O B N V
F C D D E S C E N D A N T D E
S L S I B L I N G S O I E U S

ANCESTOR	HAPPINESS	LOVE
CARE	HEIR	PARENTS
COZY	HOME	RELATIVES
DESCENDANT	HUSBAND	SIBLINGS
FRIENDSHIP	INHERIT	SPOUSE
GENETICS	KINSHIP	TRIBE
GRANDPARENTS	LINEAGE	

CONSERVATION

```
Z  G  R  E  E  N  H  O  U  S  E  K  O  M  S
Q  S  T  G  E  V  P  O  L  L  U  T  I  O  N
M  V  L  N  K  C  A  X  J  E  J  G  R  T  W
S  O  M  E  E  W  O  P  H  D  L  U  K  P  V
C  Q  R  M  U  M  A  S  O  C  E  A  N  R  P
L  N  G  G  O  F  N  N  Y  R  E  N  E  Y  O
A  L  T  E  A  D  L  O  Z  S  A  Y  D  C  A
N  A  I  C  R  N  B  I  R  R  T  T  X  S  C
D  N  O  S  N  O  I  S  S  I  M  E  I  M  H
F  D  M  G  N  I  S  C  L  S  V  E  M  O  I
I  S  W  Z  Q  V  T  I  T  X  O  N  Y  P  N
L  L  X  E  T  K  F  X  O  D  V  F  E  V  G
L  I  W  E  N  T  K  E  E  N  R  I  B  V  V
S  D  O  O  L  F  R  E  C  Y  C  L  I  N  G
C  E  N  D  O  Z  O  N  E  L  A  Y  E  R  C
```

ECOSYSTEM	FOSSIL FUELS	POACHING
EMISSIONS	GREENHOUSE	POLLUTION
ENVIRONMENT	LANDFILLS	RECYCLING
EROSION	LANDSLIDE	SMOKE
EVAPORATION	OCEAN	
EXTINCT	ORGANIC	
FLOOD	OZONE LAYER	

RELIGION

```
T  E  A  C  H  I  N  G  S  N  P  C  S  U  P
E  E  Z  Z  L  P  C  H  U  R  C  H  U  G  C
M  X  J  H  Y  O  R  W  W  F  F  A  P  X  L
P  C  O  G  L  B  B  A  O  T  L  N  E  Q  U
L  S  T  D  M  U  U  M  Y  R  K  T  R  P  U
E  J  M  G  O  D  S  Q  Y  E  S  T  S  I  E
M  R  X  O  W  H  A  W  N  S  R  H  T  H  W
X  U  Z  K  S  G  T  F  A  R  H  X  I  U  T
L  K  L  Q  J  Q  B  R  Y  Z  X  T  T  P  W
V  W  T  X  X  G  U  S  O  F  C  O  I  S  T
H  Z  D  Y  M  S  I  E  H  T  E  P  O  A  U
W  E  Z  G  W  G  O  D  O  S  G  I  N  N  F
S  P  I  R  I  T  U  A  L  I  T  Y  L  G  Z
S  C  R  I  P  T  U  R  E  N  Y  T  I  E  D
P  N  S  A  C  R  E  D  S  Y  M  B  O  L  B
```

ANGEL	MOSQUE	SYMBOL
BELIEF	ORTHODOX	TEACHINGS
CHANT	PRAYER	TEMPLE
CHURCH	SACRED SYMBOL	THEISM
DEITY	SCRIPTURE	WORSHIP
FAITH	SPIRITUALITY	
GOD	SUPERSTITION	

Puzzle #16

POST OFFICE

```
N  T  X  W  V  C  O  S  B  N  Q  F  C  L  V
X  V  A  M  A  I  L  G  N  I  K  C  A  R  T
P  E  A  R  D  T  R  A  C  K  I  N  G  I  X
T  M  N  H  D  E  Z  P  E  P  B  K  L  G  M
E  X  A  V  R  K  L  W  O  S  E  N  D  E  E
R  P  F  T  E  E  S  I  H  S  K  V  R  G  Z
E  E  A  G  S  L  C  T  V  R  T  U  O  V  I
C  E  T  T  S  H  O  E  E  E  W  C  W  R  P
I  C  G  S  G  N  G  P  I  C  R  M  A  Q  C
P  W  R  D  A  N  K  I  E  V  I  Y  H  R  O
I  H  O  L  A  M  I  S  A  A  E  V  J  D  D
E  E  P  E  G  D  T  K  T  G  M  N  R  F  E
N  N  K  R  U  D  H  S  C  R  E  T  T  E  L
T  H  G  I  E  W  Y  J  O  A  T  O  J  T  S
H  G  Z  C  U  W  I  A  M  P  P  O  C  N  K
```

ADDRESS	POSTMASTER	STAMP
DELIVERY	RECEIVE	TRACKING
ENVELOPE	RECIPIENT	TRACKING
LETTER	SEAL	WEIGHT
MAIL	SEND	ZIPCODE
PACKING TAPE	SERVICE	
POSTCARD	SERVICE	

ENERGY

```
G K T Z R Q T U R B I N E Z P
B A D I E O O N T Q I U C S O
W A S Y M P T R E A C T O R W
I W G D N S G A B R P O I P E
N H E T L O N F R T R U F Q R
D O W P Z I R A N E U U U V S
M R B C K T O T R R N M C N T
I S T R V I X M C T H E A T A
L E Z L O R E F L E C T G Q T
L P G C Q S X R A E L C U N I
S O R T O T B M Z U T E U V O
F W D F K A H A K H H B W I N
L E J I U M L G B X N A I V F
S R E T R E V N I O F W L F X
H U N O H G L U G L X R E I U
```

ABSORB	GRID	POWER STATION
COAL	HEAT	REACTOR
CURRENT	HORSEPOWER	REFLECT
ELECTRON	INVERTER	TRANSMIT
FUEL	LIGHT	TURBINE
GAS	NUCLEAR	WINDMILL
GENERATOR	OIL	

VILLAGE

```
W  S  K  T  I  Y  B  Y  T  R  A  C  T  O  R
Z  F  R  B  P  U  T  E  L  T  T  A  C  Z  Q
S  H  E  E  F  O  F  I  E  L  D  D  R  F  Y
E  N  T  R  M  S  V  J  R  S  U  I  O  G  T
K  V  O  F  T  R  I  E  G  U  P  B  P  O  H
H  R  F  I  A  I  A  M  R  T  P  I  S  Y  F
G  A  V  A  T  R  L  F  P  T  G  H  O  P  B
L  A  R  U  R  I  C  I  Q  L  Y  Q  P  I  K
S  A  M  V  W  T  D  I  Z  H  I  Z  F  R  Z
G  F  X  R  E  T  B  A  D  E  G  C  Q  G  F
O  R  J  M  L  S  Z  S  R  N  R  Q  I  K  Q
I  L  M  H  L  C  T  D  J  T  A  P  Q  T  A
W  F  B  U  R  O  L  R  H  X  I  H  Z  V  Y
X  H  A  R  D  W  O  R  K  I  N  G  B  W  X
L  M  I  L  L  I  T  E  R  A  C  Y  J  M  E
```

BULL	GRAIN	PURITY
CATTLE	HANDICRAFT	RURAL
CROPS	HARDWORKING	SIMPLICITY
FARMERS	HARVEST	TRACTOR
FERTILIZER	ILLITERACY	TRADITIONS
FIELD	MUD	WELL
FOOD	POVERTY	

FUEL

```
M S W A K T L B J T C B W S L
E B G N E G O R D Y H V C I Y
T N C X O L A C I M E H C P N
H B I O D I E S E L A O C D T
A H C G M P S Q W L I Y Z S V
N W Y O N B R S M W L O D X F
E R B D D E U L I S S O F X X
L C O C R L N S O M Q M V M R
W L M T Y O P I T T E A O N O
B V R S I X C Y Y I A R G K L
N X O L L N W A G O O E I P E
X L Y P I I G J R R J N H F Z
Z N Q H U Z V I Z B E O G C C
H X D P O L L U T I O N N M X
K H I K L Y E Z C X Z N E W V
```

BIODIESEL	ENGINE	IGNITOR
CELL	FIRE	METHANE
CHEMICAL	FIRE	OIL
COAL	FOSSIL	POLLUTION
COMBUSTION	HEAT	SMOKE
EMISSION	HYDROCARBON	
ENERGY	HYDROGEN	

CINEMA

```
C E T T E G D E L W O N K M X
D R U N N C R K C R S H B S F
A H E N E E N Y G C F N J C E
Z D G T E M M E L S M F O E P
W K I J A V N Y I F Z N A L R
P O E R E E E I O D C J E P O
O N M R E N H R A J U N V F M
Y E O F U C E T O T N A V E O
J Y D I E T T C A T R E R E T
G C R I T I C I S M C E K L I
I T N O V A V I O I A A T I O
Q A W N E H M O P N Z R F N N
R R H Z W H X I M O C M D G E
S T E K C I T S N J N A D S A
W D R K M N O I T A X A L E R
```

ACTOR	ENTERTAINMENT	REVENUE
ANIMATION	FEELINGS	SCENE
AUDIENCE	KNOWLEDGE	THEATER
CRITICISM	MOVIE	THEORY
DIRECTION	PICTURE	TICKETS
DRAMA	PROMOTION	VIDEO
ENJOYMENT	RELAXATION	

SPACE

V	A	R	X	M	S	C	I	E	N	T	I	F	I	C
W	N	X	D	A	S	E	T	I	L	L	E	T	A	S
D	S	O	H	R	N	S	E	E	U	C	E	Y	X	G
I	X	D	I	S	C	O	V	E	R	Y	K	P	I	B
T	U	M	I	T	B	R	O	E	Q	E	T	O	B	W
T	I	B	R	O	A	L	G	M	P	E	M	Z	S	Q
E	U	N	N	V	R	R	A	Y	X	A	L	A	G	U
K	B	K	U	F	K	E	O	C	K	R	V	S	G	P
S	T	A	R	S	Z	N	T	L	K	T	Q	I	M	L
H	T	R	N	S	S	Z	B	S	P	H	C	T	D	A
H	D	E	V	J	V	Y	W	P	A	X	O	U	V	N
S	X	I	K	R	W	D	U	F	E	H	E	L	Q	E
H	R	T	M	C	H	D	I	S	T	A	N	C	E	T
O	S	L	G	U	O	O	R	S	M	N	X	N	Q	S
A	X	V	B	O	P	R	H	R	E	T	I	P	U	J

ASTEROIDS	JUPITER	SATELLITES
BLACK HOLES	MARS	SCIENTIFIC
DISCOVERY	MOON	STARS
DISTANCE	ORBIT	SUN
EARTH	PLANETS	
EXPLORATION	PLANETS	
GALAXY	ROCKETS	

Puzzle #22

CRAFTS

```
T  I  Q  L  O  D  Q  K  E  R  X  V  C  V  X
P  L  O  G  O  I  E  M  N  R  E  P  C  I  I
B  O  D  W  N  C  X  E  G  P  E  B  D  T  H
N  E  T  C  H  I  N  G  R  B  F  E  U  K  U
T  G  C  T  A  V  T  X  A  G  S  Q  N  S  S
Y  Q  K  A  E  L  W  T  V  L  I  B  A  E  T
T  O  J  U  L  R  L  Y  I  R  X  L  Q  P  V
A  M  W  F  H  X  Y  I  N  N  G  G  I  L  D
P  D  E  C  O  U  P  A  G  E  K  T  G  F  Z
E  A  H  V  V  Y  H  P  A  R  G  O  L  O  H
S  C  K  Y  Y  R  A  D  I  P  A  L  X  D  T
T  G  N  I  T  E  H  C  O  R  C  P  D  G  B
R  B  L  K  T  E  U  Q  R  A  P  T  H  V  K
Y  I  C  E  R  A  M  I  C  H  R  B  C  Y  G
G  N  I  S  S  O  B  M  E  H  H  J  L  A  A
```

BATIK	ETCHING	LOGO
CALLIGRAPHY	FILIGREE	PARQUET
CERAMIC	GILD	POTTERY
CROCHETING	HOLOGRAPHY	REBUS
DECOUPAGE	KNITTING	TAPESTRY
EMBOSSING	LACE	VENEER
ENGRAVING	LAPIDARY	

POLLUTION

```
E  E  P  C  A  S  E  L  C  I  H  E  V  E  Y
L  J  S  E  L  B  A  N  I  A  T  S  U  S  F
B  S  T  N  A  T  U  L  L  O  P  O  F  Y  E
U  G  P  M  O  J  B  R  K  M  S  R  R  T  N
E  K  O  M  S  I  L  N  I  A  R  D  I  C  A
P  R  J  M  P  A  T  H  O  G  E  N  V  G  B
B  T  Y  U  S  E  J  U  B  N  L  U  E  P  C
G  X  L  A  C  I  G  O  L  O  C  E  R  N  H
K  R  C  H  E  M  I  C  A  L  S  I  U  C  W
A  M  J  K  E  M  I  S  S  I  O  N  X  F  L
Z  C  S  E  D  I  C  I  T  S  E  P  P  O  Y
L  S  B  E  F  A  J  N  V  E  C  E  R  J  T
R  E  Y  A  L  E  N  O  Z  O  L  A  N  I  G
F  D  S  U  M  Q  Y  A  W  R  E  T  A  W  A
D  F  N  O  I  T  A  N  I  M  A  T  N  O  C
```

ACID RAIN	OZONE LAYER	SOIL
AIR POLLUTION	PATHOGEN	SUSTAINABLE
CHEMICALS	PESTICIDES	TOXIC
CONTAMINATION	POLLUTANTS	VEHICLES
ECOLOGICAL	RIVER	WATERWAY
EMISSION	SMOG	
FUEL	SMOKE	

UNITY

```
Y  N  A  V  W  S  N  O  I  T  I  D  A  R  T
O  E  R  G  T  Q  U  O  R  V  I  J  M  V  C
S  E  V  X  C  N  Y  T  I  T  N  E  D  I  R
A  G  R  E  E  M  E  N  T  T  F  K  G  B  H
H  I  N  U  N  G  I  M  O  K  A  Q  E  T  W
U  R  I  P  T  T  A  A  P  M  A  N  B  H  J
P  S  L  N  H  L  S  R  A  O  R  W  G  S  W
L  Q  A  Q  Q  A  U  F  U  N  L  A  L  O  P
I  L  G  E  S  P  P  C  E  O  G  E  H  U  K
F  O  U  R  D  U  M  P  U  E  C  C  V  G  M
T  W  U  C  D  I  S  C  I  P  L  I  N  E  Y
I  I  P  E  V  W  S  T  A  N  D  I  Y  Y  D
N  S  N  O  I  T  A  L  U  G  E  R  N  X  X
G  L  Y  T  I  R  A  L  I  M  I  S  Q  G  U
X  O  C  Y  R  H  T  G  N  E  R  T  S  J  S
```

AGREEMENT	FEELINGS	SIMILARITY
AIM	HAPPINESS	STAND
COURAGE	HARMONY	STRENGTH
CULTURE	IDEAS	TRADITIONS
DEVELOPMENT	IDENTITY	UPLIFTING
DISCIPLINE	NATION	
EVENTS	REGULATIONS	

GEOGRAPHY

E N I L R U O T N O C B B J M
E B L A M S J R L M M P U T A
L C O A L U E R V A J A H M G
E G O L V A K D D F T Z P L N
V D H M G C T D O V X I T R E
A T U E P H I I L P J M P R T
T D N T E A A L T I I U V A I
I N B E I R S C O U N T R Y C
O A W H N T G S L F D H N F P
N X G K R I L E D H E E T A O
S D D W K P T A D S V W U X L
Y A V Q F L O N G I T U D E E
U V L K E U Q V O Q L K Z Z B
A R C T I C C I R C L E E A O
D E Q U A T O R B L E L L M X

ALTITUDE	COMPASS	GLOBE
ANTIPODES	CONTINENT	LATITUDE
ARCTIC CIRCLE	CONTOUR LINE	LONGITUDE
ATLAS	COUNTRY	MAGNETIC POLE
AZIMUTH	DEGREE	MAP
CAPITAL	ELEVATION	
CHART	EQUATOR	

CLOTHING

```
G C O T T O N E N I L Y N V V
G O A K R G B G G S R N E R M
R L G S F A B R I C P U X D F
J O H N U N Z F J S U A O Y H
F R Q W I A T M A J E A N S I
F U Y H U R L R I M M D U T Z
W J L K H H P W O S G D A U Q
A O H L D I A S E M J J Z H U
R H X E S G T O C A N R H Q S
D M I B K L T B C U R S D K X
R Y A O I V E F I T T I N G H
O Q Q G R B R E N E L O O W Z
B I F E T I N B V Z P D W Y S
E G V P A R T Y W E A R H F M
I L D T I X D T I U S H I R T
```

CASUAL WEAR	JEANS	SKIRT
COLOR	LINEN	SPRING
COTTON	PANT	SUIT
DESIGN	PARTY WEAR	WARDROBE
FABRIC	PATTERN	WOOLEN
FITTING	SHADE	
FULL SLEEVES	SHIRT	

DRIVING

K	N	A	A	Z	Y	O	T	I	R	W	V	N	X	T
A	C	C	E	L	E	R	A	T	O	R	L	G	M	U
E	T	Z	Y	Q	Z	H	O	A	L	C	N	K	Y	Q
T	K	E	S	R	S	E	A	T	B	E	L	T	P	W
Y	L	K	K	H	R	E	G	N	A	D	R	W	A	K
G	E	L	H	C	J	J	K	W	I	C	U	X	R	A
I	T	N	E	D	I	C	C	A	A	B	I	X	K	E
H	F	F	A	U	J	T	K	C	R	R	S	D	I	I
J	Y	N	L	L	F	B	W	Y	S	B	N	J	N	R
L	A	N	G	I	S	N	R	U	T	G	Z	I	G	I
C	X	R	T	H	G	I	L	D	A	E	H	L	N	U
S	P	E	E	D	J	O	R	L	E	T	F	G	L	G
T	R	A	F	F	I	C	S	I	G	N	R	A	A	G
C	Q	R	D	E	H	D	G	K	W	R	Q	M	S	I
A	W	R	Y	E	L	C	I	H	E	V	J	M	C	M

ACCELERATOR	INDICATOR	TICKET
ACCIDENT	LANE	TRAFFIC SIGN
BRAKE	PARKING	TURN SIGNAL
DANGER	SAFETY	VEHICLE
FUEL	SEAT BELT	WARNING
HEADLIGHT	SPEED	

INTERNET

```
V  T  T  R  A  M  S  C  K  Y  F  W  H  P  F
Q  A  B  O  M  S  M  O  H  Z  Q  H  P  R  F
Y  N  R  A  L  B  D  M  P  W  M  Y  U  O  D
P  T  O  E  S  A  G  P  O  V  R  E  H  X  U
O  R  A  I  S  A  P  U  S  O  O  T  U  Y  U
P  E  D  S  T  W  T  T  F  R  U  H  P  S  I
T  P  B  O  S  A  O  E  O  S  T  E  L  E  H
M  E  A  E  M  E  C  R  L  P  E  R  X  R  D
L  A  N  Q  L  A  R  I  B  L  R  N  K  V  Y
C  T  D  T  D  I  I  D  L  P  I  E  I  E  T
E  E  T  S  G  H  B  N  D  P  I  T  L  R  A
A  R  N  E  V  Q  W  O  N  A  P  F  E  I  P
P  Z  L  A  N  G  I  S  M  A  P  A  I  B  V
W  P  A  D  W  T  M  O  D  E  M  I  V  W  Y
Z  F  W  N  L  A  N  C  A  B  L  E  V  N  Q
```

APPLICATION	LAN	ROUTER
BROADBAND	LAN CABLE	SATELLITE
BROWSER	LAPTOP	SIGNAL
COMPUTER	MOBILE	SMART TV
DOMAIN NAME	MODEM	WAN
ETHERNET	PROXY SERVER	WIFI
IP ADDRESS	REPEATER	

HOUSE

O	A	Z	F	E	G	R	O	O	D	V	L	K	L	A
F	T	A	O	F	C	G	O	G	T	E	J	M	K	P
H	O	E	Y	H	L	N	N	O	N	S	H	C	I	P
C	J	O	E	R	J	O	A	P	M	I	P	S	T	L
E	L	E	R	A	D	O	O	R	B	E	L	L	C	I
H	W	I	T	D	D	N	H	R	T	L	X	I	H	A
U	O	O	B	A	E	B	U	C	R	N	M	Y	E	N
B	P	H	D	R	G	L	A	A	R	S	E	Q	N	C
F	J	A	I	N	A	T	G	C	L	O	S	E	T	E
B	R	A	W	G	I	R	N	N	K	B	P	S	X	S
I	U	A	H	R	W	W	Y	O	I	Y	X	P	P	K
I	H	V	Y	X	I	S	Y	P	R	H	A	C	Q	U
G	H	V	N	W	O	D	O	A	X	F	S	R	A	U
E	K	W	F	H	J	S	J	P	B	X	H	O	D	F
Q	R	I	S	R	I	A	T	S	N	E	D	O	O	W

APPLIANCES
BACKYARD
BAY WINDOW
CEILING
CLOSET
DOOR
DOOR BELL

ENTRANCE
FLOOR
FOYER
FRONT GATE
KITCHEN
LAUNDRY
LIBRARY

PORCH
ROOM
SHED
SHINGLED ROOF
WOODEN STAIRS

Puzzle #30

RESEARCH

```
A  M  A  N  U  F  A  C  T  U  R  I  N  G  I
E  K  A  G  N  I  R  E  E  N  I  G  N  E  S
N  Z  P  S  C  I  E  N  T  I  F  I  C  U  P
G  Y  P  M  G  N  I  M  M  A  R  G  O  R  P
I  N  L  U  U  T  S  I  T  N  E  I  C  S  F
N  E  I  J  U  X  J  J  J  T  O  O  L  S  X
E  K  C  T  N  E  M  P  O  L  E  V  E  D  R
E  J  A  N  U  O  S  P  L  T  L  Z  S  I  M
R  V  T  C  E  P  I  C  R  U  G  I  B  O  A
C  T  I  G  F  I  M  T  I  O  X  D  K  Z  C
W  S  O  T  F  G  C  O  A  T  D  N  N  S  H
O  W  N  R  A  X  R  S  C  C  O  U  L  V  I
A  G  N  E  N  E  R  G  Y  J  U  B  C  H  N
P  E  R  A  W  D  R  A  H  D  D  D  O  T  E
K  R  E  S  E  A  R  C  H  F  R  X  E  R  S
```

APPLICATION	ENGINEERING	ROBOTICS
COMPUTING	HARDWARE	SCIENCE
CREATIVE	MACHINES	SCIENTIFIC
DEVELOPMENT	MANUFACTURING	SCIENTIST
EDUCATION	PRODUCTS	SKILL
ENERGY	PROGRAMMING	TOOLS
ENGINEER	RESEARCH	

JOBS

```
W  X  T  D  Y  N  E  Z  H  Z  D  Q  Z  M  N
G  U  D  V  E  N  O  R  O  I  N  U  J  V  E
V  B  I  P  G  D  A  I  E  T  A  V  I  R  P
J  B  O  S  S  U  U  P  T  I  S  V  S  I  K
N  I  F  S  T  A  I  C  M  I  Z  U  L  A  P
E  C  T  A  T  N  M  D  T  O  S  Z  I  I  F
K  T  D  C  D  A  E  T  A  I  C  O  S  S  A
Y  R  A  L  A  S  F  M  Z  N  O  K  P  H  Q
E  Q  Y  A  T  U  K  F  E  W  C  N  R  T  C
F  Q  E  X  E  C  U  T  I  V  E  E  H  O  N
L  I  F  E  E  X  P  E  R  I  E  N  C  E  W
J  D  E  T  E  R  M  I  N  A  T  I  O  N  P
Y  C  S  L  A  O  G  W  H  T  H  R  H  O  Z
L  L  C  O  D  F  B  D  G  E  N  C  I  C  N
V  B  T  N  E  M  N  R  E  V  O  G  S  U  A
```

ACHIEVEMENTS	EXPERIENCE	POSITION
ASSOCIATE	FIELD	PRIVATE
BOSS	GOALS	SALARY
COMPANY	GOVERNMENT	STAFF
DEDUCTION	GUIDANCE	WORK
DETERMINATION	JUNIOR	
EXECUTIVE	LIFE	

ZOO

```
A  Y  S  G  V  U  L  O  S  A  N  D  R  J  A
D  Z  S  H  P  A  R  G  O  T  O  H  P  O  G
X  A  D  L  I  W  S  S  B  T  C  F  P  Z  C
S  Z  N  N  E  N  T  R  A  N  C  E  X  D  R
A  G  X  G  A  V  D  Y  N  A  Z  E  S  S  V
Q  S  N  N  E  R  D  L  I  H  C  D  A  N  I
U  O  R  O  S  R  F  Z  M  P  Y  G  S  Y  I
A  S  R  O  G  H  O  C  A  D  G  E  S  N  E
R  Q  L  E  T  N  O  U  L  C  O  N  R  P  J
I  X  O  A  P  I  D  W  S  D  R  A  U  G  D
U  R  N  S  M  T  S  S  S  R  V  T  S  U  Y
M  H  S  A  X  M  I  I  Z  O  A  U  I  X  B
N  R  D  N  W  N  A  L  V  H  B  R  H  I  K
Z  P  C  D  I  K  Y  M  E  I  B  E  E  Q  F
B  Z  S  T  I  C  K  E  T  S  K  B  K  C  V
```

ANIMALS	FOODS	REPTILES
AQUARIUM	GUARDS	SHOWS
CADGES	INSECTS	TICKETS
CHILDREN	MAMMALS	VISITORS
DANGEROUS	NATURE	WILD
ENTRANCE	PHOTOGRAPHS	
FEED	RARE	

GYM

Y	B	A	S	C	H	E	D	U	L	E	M	X	G	K
L	P	P	R	O	T	E	I	N	O	B	T	F	H	C
V	L	F	S	B	V	S	A	R	E	K	F	J	W	Q
W	A	M	C	R	D	R	L	L	A	E	C	K	E	M
R	Y	A	O	H	T	K	E	L	T	Y	M	N	I	W
S	E	C	N	A	R	U	D	N	E	H	V	C	G	Z
I	R	D	F	A	T	F	I	L	I	B	Y	E	H	Z
R	S	O	I	C	S	M	X	A	Z	A	B	O	T	S
N	E	X	D	A	E	P	A	Z	Y	H	R	M	S	U
E	R	N	E	R	Z	C	O	N	A	X	H	T	U	E
L	J	B	N	D	N	U	T	R	I	T	I	O	N	D
W	L	U	C	I	J	Q	X	L	T	M	R	I	X	Q
I	B	W	E	O	G	K	I	O	U	M	A	P	Z	U
Z	G	X	Z	L	E	E	V	I	T	C	A	T	A	O
K	A	Z	H	C	N	E	B	O	D	Y	Z	T	S	G

ACTIVE	ENDURANCE	SCHEDULE
BEGINNER	FAT	SPORT
BENCH	HEALTHY	STAMINA
BODY	LIFT	TRAINER
CARDIO	NUTRITION	WEIGHTS
CONFIDENCE	PLAYERS	
DUMBBELLS	PROTEIN	

PEOPLE

O V R E L I G I O N M O Z L N
S S O T Y L D N E I R F G I E
L E V I L A P I C N I R P F I
Y C C R E K R O W O C H J E G
M L A N Z T T E A C H E R S H
H D I D A L A N G U A G E T B
P D U M R T F C O U N T R Y O
I E R S A E N E I O K G A L R
C L O S E F R I E N D S C E H
X S N P L S N U A L U A E J O
O Z X A L B U I T U I M N J O
E O C Y L E K O Y L Q N M C D
X R W L R Y Q B H O U C G O Z
W B L R Z T C I P P M C A S C
P R E S I D E N T H Y Z O R O

ACQUAINTANCES	FEELINGS	PEOPLE
CLOSE FRIENDS	FRIENDLY	PRESIDENT
COMMUNICATE	HOUSES	PRINCIPAL
COUNTRY	LANGUAGE	RACE
COWORKER	LIFESTYLE	RELIGION
CULTURE	LIVE	TEACHERS
FAMILY	NEIGHBORHOOD	

Puzzle #35

SCHOOLWORK

O K S E X A M I N A T I O N N
R C C C X O R W V B K B C W X
E X B A B P B E S P C F A N J
C P S T P D E H T V Q K T L C
I R T A K K E R C U X E B Z U
T I U E Y L C T I N P A P E R
A N D C A G M A E M U M C B U
T C E I L C Y K B N E L O N G
I I N M R A H R S T T N T C B
O P T W N K S E A E K I T Y H
N L T W H G P S R R D O O U N
F E P E N C I L R C B A O N P
B G N L A X F S R O G I R B S
F F F F T E J R S E O J L G O
T Z C P Q M K P M A K M F W B

ASSIGNMENT	EXAMINATION	PENCIL
BACKPACK	EXPERIMENT	PRINCIPLE
BOOK	GRADES	RECITATION
CLASSROOM	LAB	STUDENT
COMPUTER	LIBRARY	TEACHER
DESK	LUNCH BOX	
DETENTION	PAPER	

COOKING

```
D O N K M Y R F P E E D Z O N
U J W S T O V E R A N G E J H
E R I Z L S D Y A K T Y G L A
S T H K Z A X R Z T H V K E H
L H S C S H C H A R G R I L L
O X R A A T J H P L S J T D J
W I N P T O E V A W O R C I M
C F E B O V P W N X C Z H O M
O P G O V E N Z K O O C E R P
O P M I I R S A U T E E N S S
K A S L B C U D M H S B V T Z
I B W E I O B U C I N A G R O
N O D L I O B R A P H K O E Y
G F R N J K O N D C H E F R Z
S R R G C E B J W K K D J U P
```

BAKE
BOIL
CHARGRILL
CHEF
DEEP FRY
KITCHEN
MICROWAVE

ORGANIC
OVEN
OVERCOOK
PARBOIL
POACH
PRECOOK
ROAST

SAUTEE
SLOW COOKING
STEW
STOVE RANGE
TASTE

Puzzle #37

TRADITION

```
S Y R E L I G I O N V G U R X
O A F Y R O T S I H N U I K T
C N A N G O R S E L Y T S S R
I C E A O O L D N Z E I S T I
E I K R Y I L P U O K R Y E T
T E A T U I T O X T I E I L U
I N C K N T C C P E Y T B Z A
E T O T V W C I E O I L O R L
S R M G K D L E S L R F D M S
Z N U O M A A B T U L H G P E
R A R T S U S N Z I M O T G J
U O D G L H S L C Z H K C N H
K A N A N U I I A E M C L V A
P N J O L E C I C C X H R O X
J Y H Y H R J P W L O S D A F
```

ANCIENT	DANCE	MUSIC
ANTHROPOLOGY	DUTY	RELIGION
ARCHITECTURE	EMOTIONS	RITUALS
ART	EXPLORE	SOCIETIES
CLASSIC	FOLK MUSIC	STYLES
COLLECTION	HISTORY	
CULTURE	HONOR	

RAIN

```
B D F I P D L I J I K O W A S
D N O I T A T I P I C E R P A
S N O W O G P B S E A S O N D
U R A I N S T O R M H C K T F
B W Z W S P R I N K L E L H E
K G A N F L O O D O U U K J Q
R E H T A E W U S U V Y J H Y
U M B R E L L A R T L Q E X J
S Q H C H R I Z I R O G V S H
H F T E T W R A Z H H R C T E
O Q C D R E N C H I N G M D V
W R B N U V W I S V R L W S K
E P L U N O O S N O M D P Z L
R A I N F A L L K E W L M B Z
T T P N T A O C N I A R T Q L
```

CLOUD	PRECIPITATION	SPRINKLE
DOWNPOUR	RAINCOAT	STORMS
DRENCHING	RAINFALL	UMBRELLA
DRIZZLE	RAINSTORM	WATER
FLOOD	SEASON	WEATHER
HAIL	SHOWER	WET
MONSOON	SNOW	

KITCHEN

```
I Q P G J X J P W F C F D W I
S H V P R C T A C O O K I N G
S C Q R P S Z B J Q F X S R V
V G S E C I P S I N F X H E X
S Y R C Z I B V A Z E B A F D
H P W I H A U M Y H E V M R B
E U T P N B R Y C K M H O I Z
L C N E A D N F O D A Q G G K
V L L A F P E V W F K R L E S
E G W Z P J R R R F E W A R X
S C H O P E U O D G R B S A E
Y L M K B A K I N G K Y S T M
V Q R W O M I A C U N Y E O B
O U Y R E L T U C E N Z S R V
C X C C P L A T T E R N G P G
```

APRON	COOKING	OVEN
BAKING	CUTLERY	PLATTER
BOWL	DISH	RECIPE
BURNER	FRYER	REFRIGERATOR
CAKE PAN	GLASSES	SHELVES
CHOP	GRINDER	SPICES
COFFEE MAKER	JUICER	

BUSINESS

```
L O J M E A E K A X F F I T I
I R B G A C T R Y J F S K O E
A G Q X V R N O U L W Q X W M
B A X S D K K A F T Y D V R A
I N G E E F T E N Y U T G U Z
L I L N M L C Q T I T F J E O
I Z O A I I A N C I F E J H M
T A B I U T T S O C N F F H O
Y T A Y J A N C R I V G T A Z
G I L A E X K U P O S O Q N S
Z O C N P N X B O Z I I W D T
S N A L P N O Q R C B K C L R
Y H X G N M A M A G C R Y E A
D K M P Q S H G T N R A E E D
R G J M A N A G E M E N T E E
```

ACCOUNTING	GLOBAL	PLANS
CORPORATE	HANDLE	SAFETY
COST	LIABILITY	SALES
DECISION	MANAGEMENT	TAX
EARN	MARKETING	TIME
FINANCE	MONEY	TRADE
FUTURE	ORGANIZATION	

GOVERNMENT

```
O  L  W  X  I  Y  S  R  E  T  S  I  N  I  M
B  P  A  A  U  C  C  T  R  E  A  S  U  R  Y
F  R  V  C  L  X  O  A  G  V  U  V  C  T  O
L  O  H  F  I  I  D  U  R  S  T  A  T  E  S
P  V  S  D  T  T  V  T  N  C  H  M  T  L  L
G  I  T  E  F  N  I  I  E  T  O  K  H  W  N
O  N  H  E  I  Z  E  L  C  N  R  M  K  X  U
K  C  I  S  J  C  W  M  O  Y  I  Y  E  M  B
F  E  B  L  R  J  I  C  T  P  T  B  O  D  P
G  E  H  N  U  E  F  L  E  R  Y  Z  A  K  G
Y  U  D  P  X  R  D  A  O  M  A  M  Z  C  V
W  P  I  E  Y  O  N  A  L  P  I  P  X  O  X
C  T  V  S  R  O  N  R  E  V  O  G  E  M  T
Y  N  L  O  L  A  A  Q  C  L  H  A  E  D  P
L  S  D  D  K  J  L  E  Q  T  U  C  F  R  Z
```

AUTHORITY	GOVERNORS	PROVINCE
CABINET	LAW	REGIME
CIVIL	LEADERSHIP	RULING
COUNTRY	MINISTERS	STATES
DEMOCRACY	PLAN	TREASURY
DEPARTMENT	POLICIES	
FEDERAL	POLITICAL	

FIRE

```
N Z F T L V N P P Z F W S I O
C J L K C I T S H C T A M L M
N A A H B G E P E I H R O I Y
U I M G O Z F L A M E M K L A
Z Q M P N G Z Q R K X T I L F
G K A V F K N N T Q T H N U T
Q P B J I I M I H D I Y G M D
P L L V R Y R C N Y N C O I G
L G E A E Z C E X R G L J N R
E U C S E R N O I T U A C A D
N A R J U E Q R M E I B H T D
I G N I T I O N Z Q S L O E K
L B S K R A P S V E H A Z T T
I N J U R Y E N T O G Z W Q Q
B V A T R E T H G I F E R I F
```

BLAZE	FLAME	MATCHSTICK
BONFIRE	FLAMMABLE	RESCUE
BURNING	HEARTH	SMOKING
CAMPFIRE	HEAT	SPARKS
CAUTION	IGNITION	WARMTH
EXTINGUISH	ILLUMINATE	
FIREFIGHTER	INJURY	

GARMENTS

```
L  U  U  G  W  Y  T  B  P  K  N  O  H  Q  U
K  N  Q  X  F  D  V  S  T  N  A  P  V  W  K
Z  I  T  E  V  E  N  I  N  G  G  O  W  N  O
W  F  O  F  Q  S  P  S  I  Y  V  T  L  R  Z
T  O  Z  Y  E  U  G  V  S  N  I  H  A  C  N
S  R  D  X  O  I  D  J  U  E  D  O  R  O  L
O  M  I  P  A  D  H  Y  A  D  R  O  P  H  C
M  L  C  K  Z  O  Q  C  N  C  N  D  A  X  R
A  J  I  T  S  E  U  G  R  J  K  I  T  Q  T
H  J  I  T  Z  T  I  C  M  E  A  E  Y  W  A
A  U  A  S  H  I  R  T  T  A  K  Q  T  S  W
T  P  Q  M  C  M  P  O  X  N  S  D  S  Q  V
F  U  R  C  O  A  T  P  H  S  X  L  N  B  J
O  M  U  O  L  Q  R  H  E  S  K  D  M  A  I
Z  Z  N  A  N  Y  Q  F  W  R  Z  D  V  C  H
```

APRON	HAT	SHORTS
CLOAK	HOODIE	SKIRT
COAT	JACKET	TIE
DRESS	JEANS	UNIFORM
EVENING GOWN	PANTS	ZIPPER
FUR COAT	SCARF	
HANDKERCHIEF	SHIRT	

SADNESS

F	C	I	T	S	I	M	I	S	S	E	P	X	W	T
B	R	G	F	S	E	V	I	T	A	G	E	N	H	D
R	U	Z	E	D	O	C	O	M	L	Y	P	J	J	N
O	S	S	F	E	P	L	I	S	O	R	R	O	W	D
K	H	Z	M	P	C	X	I	T	S	D	W	M	K	G
E	E	D	Y	R	R	O	S	T	S	L	B	Q	W	B
N	D	Y	L	E	N	O	L	N	U	U	G	N	B	J
H	T	E	N	S	S	Y	W	Q	M	D	J	L	G	X
E	F	R	D	S	J	P	M	Y	H	R	E	N	R	R
A	B	Y	D	E	T	N	I	O	P	P	A	S	I	D
R	H	E	U	D	A	U	I	O	O	P	L	E	E	V
T	J	C	D	X	N	T	C	A	R	L	A	Q	F	D
E	W	B	B	K	J	L	H	D	P	P	G	H	I	N
D	C	R	G	N	I	R	E	F	F	U	S	S	N	W
C	O	N	D	O	L	E	N	C	E	S	M	K	Z	U

BROKENHEARTED	GRIEF	SOLITUDE
CONDOLENCES	INJUSTICE	SORROW
CRUSHED	LONELY	SORRY
DEATH	LOSS	SUFFERING
DEPRESSED	NEGATIVE	UNHAPPY
DISAPPOINTED	PAIN	
GLOOMY	PESSIMISTIC	

SPRING

```
Z  G  E  G  S  T  U  A  S  X  D  V  S  B  H
I  J  W  R  E  H  T  A  E  W  Q  Y  A  Q  R
E  C  O  T  A  T  O  A  E  N  N  F  R  C  T
A  Z  Q  E  S  K  S  X  Y  C  G  U  G  G  O
S  R  E  W  O  L  F  G  Z  Y  P  W  C  M  I
T  W  Q  E  N  S  V  R  A  I  N  B  O  W  E
E  L  I  B  R  U  H  T  U  L  I  P  G  V  X
R  Y  N  N  U  B  L  O  S  S  O  M  T  K  W
T  K  E  J  D  T  M  I  W  R  P  S  Q  F  P
C  I  S  T  H  Y  T  B  R  E  V  R  H  G  L
C  Y  T  G  M  C  Z  E  U  P  R  N  O  E  V
A  K  O  R  R  T  T  Z  R  V  A  S  V  U  S
X  R  T  T  C  E  D  A  F  F  O  D  I  L  T
T  A  D  P  O  L  E  Q  H  B  L  L  E  B  F
Z  X  I  W  Q  G  T  N  O  Z  I  Y  P  W  K
```

APRIL	FLOWERS	SHOWERS
BLOSSOM	GALOSHES	SPROUT
BREEZE	GREEN	TADPOLE
BUNNY	HATCH	TULIP
BUTTERFLY	NEST	WEATHER
DAFFODIL	RAINBOW	WINDY
EASTER	SEASON	

WATER

```
S  N  P  B  O  I  L  U  O  O  E  B  A  F  K
N  E  W  K  T  M  K  A  D  N  Y  W  O  T  Z
C  O  O  F  N  S  V  H  N  W  A  F  K  S  W
R  Z  I  W  H  I  P  M  U  A  H  E  R  G  J
H  N  J  T  O  A  R  O  U  M  C  G  C  M  V
Y  U  W  I  A  S  U  D  K  Y  I  L  O  O  P
D  X  F  B  J  G  R  Q  R  N  E  D  E  I  H
R  K  U  Z  F  E  I  R  A  A  E  C  I  S  A
O  P  E  V  A  P  O  R  A  T  I  O  N  T  I
P  W  O  L  F  R  R  H  R  I  K  N  X  U  Y
O  J  A  R  G  L  X  Q  T  I  N  S  G  R  H
W  H  K  V  D  Q  O  B  L  P  K  F  Q  E  P
E  W  O  W  S  E  R  O  T  F  E  X  K  Q  M
R  N  A  J  N  R  W  D  D  T  S  D  Z  P  D
Q  D  D  J  E  E  R  I  O  V  R  E  S  E  R
```

AQUA	DROP	IRRIGATION
BOIL	EVAPORATION	MOISTURE
CANAL	FLOOD	OCEAN
DEPTH	FLOW	POOL
DEW	HUMIDITY	RAIN
DRAIN	HYDROPOWER	RESERVOIR
DRINK	ICE	

CAMPING

```
Q  W  G  P  G  Q  S  H  L  D  G  N  M  X  W
P  M  N  S  U  N  S  H  I  N  E  O  O  F  A
A  S  L  E  E  P  I  N  G  B  A  G  U  A  L
C  H  M  G  F  V  T  K  G  H  U  C  N  G  K
K  E  T  T  F  I  S  H  I  N  G  P  T  M  I
G  F  K  J  S  X  L  S  R  H  I  C  A  K  N
E  R  U  T  N  E  V  D  A  H  T  T  I  C  G
A  M  F  J  E  R  R  W  L  P  S  E  N  O  R
R  D  L  U  X  R  E  O  Y  I  M  D  N  U  P
V  I  T  N  E  Y  I  T  F  A  W  O  I  T  H
R  Q  C  G  P  T  O  F  N  W  E  G  C  D  B
C  D  R  H  B  A  C  K  P  A  C  K  C  O  V
U  C  Q  H  S  R  M  C  O  M  L  Z  X  O  F
K  Z  H  B  E  V  Z  U  E  K  A  L  L  R  M
B  W  A  T  E  R  F  A  L  L  Q  C  G  T  G
```

ADVENTURE	HUNTING	SLEEPING BAG
BACKPACK	LAKE	SUNSHINE
CAMPFIRE	LANTERN	TENT
COMPASS	MAP	WALKING
FISHING	MOUNTAIN	WATERFALL
FOREST	OUTDOOR	WILDLIFE
HIKING	PACK GEAR	

BACKPACKING

```
Z  C  H  P  S  B  T  R  A  N  S  P  O  R  T
M  B  B  J  C  L  E  V  C  A  F  I  C  E  C
C  C  L  U  B  Y  P  G  W  P  L  U  D  M  S
G  S  K  N  S  A  I  R  D  R  I  V  E  V  B
T  P  H  R  O  C  C  H  U  T  G  U  S  H  N
F  R  N  E  E  I  O  K  B  O  H  O  T  E  L
E  B  O  V  G  S  T  N  P  I  T  A  I  L  F
S  O  Y  P  L  T  T  A  D  A  N  D  N  R  U
V  S  O  V  S  Y  K  H  C  U  C  S  A  H  S
J  P  Z  M  C  S  I  S  O  O  C  K  T  O  L
G  M  O  V  E  G  A  G  G  U  L  T  I  A  R
L  D  M  T  R  B  N  P  C  Z  S  Z  O  S  Y
D  I  A  X  T  I  C  K  E  T  R  E  N  R  Y
X  W  A  L  K  O  D  U  M  L  D  K  P  G  O
P  A  S  S  E  N  G  E  R  S  O  K  N  N  W
```

BACKPACK	LUGGAGE	SAIL
BUS CONDUCTOR	MOVE	STAY
DESTINATION	PASSENGERS	TICKET
DRIVE	PASSPORT	TOUR
FLIGHT	REST HOUSE	TRANSPORT
HOTEL	RIDE	WALK
LOCATION	ROAD	

Puzzle #49

BEACH VACATION

```
T A F M W Z T O P I Q Q L D Z
S A N D C A S T L E M X R L S
E K N U Z D Y U T S E V A W E
O N C G S W I M N R N K H L A
N P Q O L W G P D S I H J Y F
V E X J R J Y E E D E D R P O
A C R A B S I O P R H T I V O
B H S D Y A L P J U O S A N D
Y H V U L K W L X N T E P K G
S C I K R I W E U A E U B I I
A Q I Z I F H G C F L F T G W
F S C B V G I C X S S E A A E
Z V V I J W I N D Y Y P R X M
T A O G M L X I G V E J T Q U
B E R G N I H T A B N U S E P
```

CHILDREN	RIDING	SUN BATHING
CRABS	ROCKS	SUNSET
ENJOY	SAND	SURFING
HOTELS	SAND CASTLE	SWIM
PEOPLE	SEA	WAVES
PLAY	SEAFOOD	WINDY
RELAX	SUN	

HISTORY

B	H	C	R	A	E	S	E	R	A	P	C	E	K	R
P	N	R	X	A	N	G	S	C	I	T	I	L	O	P
U	M	H	W	M	W	M	D	L	R	O	W	O	J	Y
P	N	G	Y	T	Z	V	H	E	U	A	Y	J	X	A
A	L	O	B	M	C	T	A	F	L	N	X	M	L	J
G	U	D	I	N	O	L	S	X	D	W	A	H	B	L
E	G	Y	P	T	Z	N	A	H	A	Y	O	Z	W	C
O	R	U	A	E	C	X	O	S	K	E	W	N	J	E
G	Z	I	Y	M	A	E	K	C	S	M	E	V	K	L
R	Y	N	P	Z	O	N	L	U	E	I	T	P	P	E
A	H	T	E	M	U	D	C	L	Y	L	C	R	X	G
P	J	E	K	E	E	R	G	I	O	F	T	S	A	P
H	S	E	C	R	U	O	S	N	E	C	P	S	A	M
Y	Y	Y	H	A	Z	Q	X	K	I	N	G	E	A	S
P	H	I	L	O	S	O	P	H	Y	K	T	S	A	C

ANCIENT	GEOGRAPHY	POLITICS
CASTLE	GREEK	QUEEN
CLASSIC	KING	RESEARCH
COLLECTION	KINGDOM	SOURCES
ECONOMY	KNOWLEDGE	WAR
EGYPT	PAST	WORLD
EMPIRE	PHILOSOPHY	

EARTH

```
T  L  C  P  L  I  T  H  O  S  P  H  E  R  E
Q  W  A  T  E  R  E  H  P  S  O  R  D  Y  H
J  O  C  G  P  F  H  Z  T  K  A  A  U  J  U
C  Z  H  C  Y  K  I  D  R  U  L  T  G  G  H
R  O  C  E  A  N  F  L  N  P  J  M  X  M  S
J  N  R  W  C  S  T  D  M  A  Q  O  X  X  J
N  E  R  E  H  P  S  O  I  B  L  S  O  V  Z
K  O  O  O  N  E  G  Y  X  O  Z  P  U  W  M
H  W  I  G  E  Q  U  A  T  O  R  H  I  Q  V
Y  P  M  T  R  B  E  R  C  G  W  E  V  P  O
R  X  S  D  U  A  O  D  C  N  T  R  T  L  L
A  E  Q  R  A  L  V  L  I  O  S  E  I  S  C
F  P  V  I  E  N  O  I  G  Z  M  L  B  X  A
X  N  I  I  A  Q  D  V  T  E  N  A  L  P  N
Q  F  Q  R  R  B  P  W  E  Y  H  K  N  F  O
```

ASTEROID	GRAVITY	OZONE
ATMOSPHERE	HYDROSPHERE	PLANET
BIOSPHERE	LAND	RIVER
CORE	LIFE	SOIL
EQUATOR	LITHOSPHERE	VOLCANO
EVOLUTION	OCEAN	WATER
GLOBE	OXYGEN	

VEHICLE

```
J  L  S  A  H  V  O  H  C  A  O  C  I  E  D
K  H  A  R  D  Y  D  E  J  S  D  A  O  R  X
K  H  S  R  U  B  B  E  R  T  I  R  E  Q  N
T  R  Y  E  E  N  I  G  N  E  T  G  H  L  S
I  C  X  B  A  M  L  O  R  T  N  O  C  L  A
X  R  L  N  R  T  N  Z  R  G  O  E  Q  N  F
N  B  W  G  I  I  B  A  U  W  F  J  R  Q  E
B  Y  P  E  J  Q  D  E  Q  I  R  X  H  G  T
P  C  L  O  V  Y  A  Y  L  T  O  R  F  L  Y
P  V  U  D  W  I  G  N  I  T  I  O  N  D  S
G  B  A  T  T  E  R  Y  T  E  L  Y  Y  C  F
V  E  P  A  N  Q  R  D  N  G  T  T  I  C  Z
P  I  A  U  T  O  M  O  B  I  L  E  R  C  R
W  J  W  R  W  U  U  S  D  M  C  S  W  M  F
T  R  A  N  S  M  I  S  S  I  O  N  R  L  O
```

AUTOMOBILE	ENGINE	RUBBER TIRE
BATTERY	GEARS	SAFETY
CARGO	HYBRID	SEAT BELT
COACH	IGNITION	TRANSMISSION
CONTROL	OIL	
DRIVE	POWER	
ENERGY	ROADS	

FACTORY

```
T R L R I R E I L P P U S V K
Q M E Z R N A M I K Y S W B Y
Y R F K E G D B P H W D Y Y D
J T A J R M N U G L R W O M T
I P C M P O P I S D O O G U M
C O I L Y S W L G T E Y B Z I
K J L H T R A D O A R R E A L
W F I B S V E I Z Y K Y O R L
R O T C A R T N O C E C I T N
T L Y Q U V E G I R C E A W S
F B R T L T X L N H A X S P Q
T C U D O R P J A O C B W L X
O W A R E H O U S E G A I A C
N O I T C U D O R P D T M N S
D L E R U T C A F U N A M T C
```

BUILDING	INDUSTRY	PRODUCT
CONTRACTOR	LABOR	PRODUCTION
DEALERSHIP	MACHINERY	STORE
EMPLOYEES	MANUFACTURE	SUPPLIER
EMPLOYER	MILL	WAREHOUSE
FACILITY	PACKAGING	WORKER
GOODS	PLANT	

Puzzle #54

ELECTRICITY

```
T  L  G  E  N  E  R  A  T  O  R  H  C  S  E
L  P  E  N  G  I  N  E  E  R  I  N  G  H  C
V  Z  R  U  I  R  N  W  H  X  P  T  O  O  E
M  C  T  U  F  W  A  O  A  E  B  R  H  C  F
N  X  D  N  Y  P  M  H  R  X  L  T  G  K  Y
O  S  S  Y  E  R  P  S  C  T  K  K  D  E  W
P  U  U  A  E  R  E  R  U  U  C  K  P  P  P
X  P  L  A  C  I  R  T  C  E  L  E  O  O  J
L  P  Q  D  D  M  A  U  T  Z  V  V  L  W  J
F  L  E  R  J  L  G  H  C  A  L  U  E  E  O
I  Y  G  R  E  N  E  B  T  V  B  I  P  R  A
G  N  I  N  T  H  G  I  L  G  E  N  D  L  V
M  N  Q  G  H  K  O  V  F  R  S  E  R  I  W
Z  M  J  H  W  H  T  U  L  H  H  G  O  N  X
X  I  O  G  W  J  B  V  O  L  T  A  G  E  A
```

AMPERAGE	ENGINEERING	SHOCK
BATTERY	FIELD	SUPPLY
CHARGE	FUEL	VOLTAGE
CURRENT	GENERATOR	VOLTAGE
ELECTRICAL	LIGHTNING	WIRES
ELECTRON	POLE	
ENERGY	POWERLINE	

ANXIETY

P L E R R A U Q A G T J Q P K
E F Y E M I I A F R A I D R I
S C A R E D O N K W N C V O U
S L N F N S N G M O H S P B N
I C R A E F U R D O C O H L E
M F T Y B D H Y E I S S O E A
I U R R R R S W P C R N B M S
S M O D E I U S R Y N X I U I
T T U K B M H T E I H O A J N
I U B S V T B Q S R I U C H E
C N L E T B B L S I T K W I S
F N E W F E J U I V D S D N S
W O R R Y J S K O N D A I K Z
M M S R B E Z P N D G G T D D
W G J N E R V O U S N E S S N

AFRAID	FEAR	SCARED
ANGRY	INSOMNIA	TREMBLING
CONCERN	NERVOUSNESS	TROUBLE
DEPRESSION	PESSIMISTIC	UNEASINESS
DISTRESS	PHOBIA	UPSET
DISTURBANCE	PROBLEM	WORRY
DOUBT	QUARREL	

BIRDS

P	J	T	O	R	R	A	P	F	K	U	G	V	Q	L
M	T	W	O	B	L	V	A	L	I	C	M	S	V	M
S	P	Q	L	S	V	I	R	Y	R	A	I	V	A	U
E	I	R	W	O	L	L	A	W	S	A	O	H	N	Q
C	G	G	E	U	L	H	K	T	F	B	F	J	C	L
B	E	A	K	H	U	R	E	W	F	C	N	Q	P	U
S	U	S	C	W	T	X	E	S	U	G	O	P	C	D
H	C	N	U	T	D	A	T	T	W	I	N	G	S	S
N	L	P	T	O	P	O	E	S	N	Q	X	C	I	P
C	I	X	E	I	H	M	O	F	E	E	D	B	B	Z
I	E	I	Q	A	N	D	M	R	D	N	L	Y	M	A
C	D	K	P	Y	C	G	R	Z	B	Y	Q	Z	G	F
C	R	V	B	K	H	O	F	I	N	C	H	N	H	A
J	D	V	O	N	I	N	C	U	B	A	T	E	C	X
C	Q	F	S	P	J	N	J	K	K	G	K	M	X	Q

AVIARY	EGG	PARAKEET
BEAK	FEATHER	PARROT
BIRDHOUSE	FEED	PEACOCK
BROOD	FINCH	SWALLOW
BUNTING	FLY	TAIL
CAGE	INCUBATE	WINGS
CHICK	NEST	

Puzzle #57

MOBILE

L	H	D	M	H	U	O	E	G	R	A	H	C	E	R
E	E	K	C	T	N	I	R	P	R	E	G	N	I	F
Y	Y	R	O	M	E	M	W	C	C	V	H	A	H	F
L	B	G	S	D	E	U	K	I	O	B	I	F	E	Z
T	A	C	B	H	R	V	I	G	F	F	O	S	W	F
S	S	N	D	A	T	A	L	I	M	I	T	V	G	B
X	G	I	G	I	C	O	C	T	C	A	P	M	O	C
P	V	W	L	I	C	A	O	M	F	A	S	U	S	M
E	N	I	N	T	S	F	B	T	I	N	M	R	U	E
E	E	R	Y	O	C	E	A	L	E	S	D	E	Y	S
Z	F	E	O	P	T	A	T	C	E	U	F	F	R	S
M	M	L	S	N	O	I	T	A	C	I	L	P	P	A
Q	H	E	G	O	U	E	E	N	A	Z	C	B	Z	G
R	O	S	S	E	C	O	R	P	O	L	O	J	B	E
F	P	S	J	B	H	Y	Y	K	X	C	N	W	Y	S

APPLICATIONS	DATA LIMIT	SIM CARD
BATTERY	FINGERPRINT	TOUCH
BLUETOOTH	MEMORY	WIFI
CABLE	MESSAGES	WIRELESS
CAMERA	PROCESSOR	
COMPACT	RECHARGE	
CONTACT LIST	SIGNAL	

LABOR

Y	T	I	L	A	U	Q	Y	M	P	W	V	Q	T	A
P	E	T	R	N	W	C	C	M	F	R	B	C	C	M
N	S	T	E	E	L	I	W	D	O	T	O	O	L	D
I	N	S	L	L	W	Q	K	E	K	N	S	F	T	N
O	R	A	T	E	S	O	U	V	Q	L	O	O	I	N
Y	C	C	Q	C	A	L	P	E	I	M	S	C	C	T
T	T	S	Y	T	D	Q	A	L	S	J	T	B	E	T
R	U	Y	M	R	A	U	T	O	M	A	T	I	O	N
W	A	P	A	I	T	S	U	P	C	I	G	Y	B	J
W	F	S	N	C	P	S	S	E	R	I	E	R	F	U
X	S	D	A	I	L	G	U	D	T	O	Z	U	H	J
G	R	Q	G	T	R	S	F	D	O	M	B	X	B	F
D	S	N	E	Y	Z	S	O	R	N	O	G	A	M	D
S	S	E	R	V	I	C	E	S	A	I	G	C	L	B
V	P	N	O	I	T	C	U	D	O	R	P	J	O	N

AUTOMATION	INDUSTRY	QUALITY
CEO	INPUT	RATE
COAL	JOBS	SERVICES
COST	LABOR	STEEL
DEVELOPED	MANAGER	
ECONOMY	POWER	
ELECTRICITY	PRODUCTION	
GOODS	PROFIT	

DIRECTION

L U N U A F G Y E J G I F U J
K X I H O F W N K T U V V F H
O K X R S J B U I K I O N V E
W I X K T L R B J D D B P Z I
H R J M P C T T V Z A Y A W B
S Y O W Z A O O S R N E T H J
J B D E N C M U F A C L H G P
G Z O S Z G C U R V E K P J E
R O U T E I E D I S P U R U S
N A S A T E L L I T E Y Y V M
I O D H I B K X V S H C N O A
E H R A T R A C K P R N M W R
I N S T R U C T I O N V X V V
S I G P H Z O Q K T A I V T P
K F K W B G U S Q G U P O P O

COURSE	MAP	SPOT
CURVE	NORTH	TRACK
EAST	PATH	UPSIDE
GUIDANCE	RADAR	WAY
HABIT	ROUTE	WEST
HEADING	SATELLITE	
INSTRUCTION	SOUTH	

COMMERCE

```
N  O  I  T  C  A  S  N  A  R  T  B  Y  R  C
T  B  R  N  H  M  I  G  A  Z  Z  U  A  Z  A
P  D  Q  Z  X  A  T  S  E  L  A  S  V  C  X
Q  H  E  R  A  H  S  K  G  X  G  I  G  O  L
I  C  C  X  A  N  E  X  C  H  A  N  G  E  Q
O  M  G  Q  P  G  C  F  Z  O  A  E  I  M  V
M  G  P  Y  M  O  N  O  C  E  T  S  I  U  F
R  D  I  O  D  L  R  I  N  D  U  S  T  R  Y
T  I  F  O  R  P  B  T  L  S  L  F  V  R  H
M  A  R  K  E  T  R  D  I  A  U  J  F  N  Q
E  Z  E  Z  I  L  A  I  C  R  E  M  M  O  C
V  C  T  N  T  G  D  N  A  M  E  D  E  B  W
N  O  I  T  C  A  R  E  T  N  I  M  U  R  M
Y  O  T  R  A  D  I  N  G  Y  J  H  P  N  I
P  D  C  W  P  U  R  C  H  A  S  E  J  A  N
```

BUSINESS	EXPORT	PURCHASE
COMMERCIALIZE	IMPORT	SALES TAX
CONSUMER	INDUSTRY	SHARE
DEALING	INTERACTION	STOCK
DEMAND	MARKET	TRADING
ECONOMY	PRICE	TRANSACTION
EXCHANGE	PROFIT	

RESTAURANT

```
M U R D H L B D D O B N M E A
P L V O O Y C R M I O L I X I
L C R L A Y Y E E H X I Y J K
A O A E S S G G F A C L V J Y
T O E F S E T B N G K N L A N
T K L U E E J E R I N F U I O
E D B I S T R O D E S I A R B
R S E N O U E V D M G P N S B
S D V L W D O R A K H A E I T
E A E Z L W D I I T T H N H D
A G R L A I D S C A I R G A Z
F X A J I R R N V I L O K C M
O E G Z R O N G G N L H N V E
O F E H C O B W A I T E R N I
D Z F B O T J W C Z V I D Z V
```

BEEF	BRUNCH	MANAGER
BEVERAGE	CAFETERIA	PLATTER
BILL	CHEF	RESERVATION
BISTRO	COOK	ROASTED
BOILED	DELICIOUS	SEAFOOD
BRAISED	DINING	WAITER
BREAK FAST	GRILLED	

AUTOMOBILE

```
R  C  W  I  S  U  D  G  C  G  G  A  Z  A  H
J  G  W  I  N  T  E  S  N  E  C  I  L  F  V
Q  B  R  Y  D  D  A  N  G  J  J  X  Y  U  N
Z  Q  L  I  T  A  I  E  G  A  E  L  I  M  C
E  S  E  K  A  R  B  C  S  I  D  O  V  Q  F
A  C  L  H  D  O  L  K  A  R  N  P  U  I  H
X  S  N  E  N  G  I  N  E  T  C  E  E  R  K
J  H  N  A  U  Y  N  A  P  M  O  C  O  B  Q
I  L  O  D  R  F  I  I  S  J  R  R  Z  I  I
E  E  T  L  V  U  N  F  V  M  J  D  S  X  L
X  U  F  I  N  R  S  N  G  I  X  V  O  E  G
D  C  M  G  M  Y  T  N  A  R  R  A  W  Q  A
K  C  M  H  G  R  B  T  I  R  E  D  M  J  O
W  F  P  T  Y  S  E  A  T  B  E  L  T  E  I
Q  U  N  L  R  G  Y  P  O  W  E  R  R  I  R
```

COMPANY	HEADLIGHT	POWER
DISC BRAKES	INDICATORS	SEAT BELT
DRIVING	INSURANCE	SEATS
ENGINE	LICENSE	TIRE
ENGINE OIL	MILEAGE	WARRANTY
FUEL	PERMIT	

AT THE SEASIDE

```
Z  Q  U  J  E  R  U  T  A  R  E  P  M  E  T
E  Y  H  W  F  N  S  L  Z  U  U  V  N  K  A
O  K  D  M  I  O  Z  A  A  C  R  P  A  Q  H
C  P  C  L  S  S  A  I  L  I  N  G  V  W  M
G  A  L  E  H  N  C  M  F  T  D  T  G  Q  C
H  D  I  V  E  R  X  E  S  X  W  A  T  E  R
S  C  M  D  R  E  N  N  O  I  T  A  C  A  V
E  H  A  U  Y  Z  D  E  K  P  Y  T  T  Q  Q
V  X  T  E  S  R  H  A  I  O  F  J  E  E  M
R  V  E  P  B  I  M  Y  R  R  P  X  Q  R  R
H  M  P  L  E  A  S  A  N  T  Y  C  K  J  Z
O  T  Q  M  I  D  E  B  A  E  S  I  V  K  L
B  U  I  F  G  W  J  C  E  O  C  H  X  J  O
C  F  J  G  Y  O  V  S  D  O  B  O  I  C  Q
U  F  D  T  W  B  R  M  J  I  W  P  D  P  N
```

BEACH	PLEASANT	TRADE
CLIMATE	PORT	VACATION
DEPTH	SAILING	WATER
DIVER	SALT WATER	WAVE
FISHERY	SEABED	
FOAM	SHIP	
GALE	TEMPERATURE	

ENVIRONMENT

```
O E N F N N X Z S Z C B A I D
Z C C O N T A M I N A T I O N
O O Y O I U H E T A M I L C P
N S A C L S O V L O Z X P M E
E Y D E N O O O Y C V Q O V A
L S J Y R O G R P A S I L K C
A T Z Q C E I Y E R T Z L K E
Y E H C N E H T Q C K E U Q F
E M A C F H I P C I Q E T C U
R D N W W L F I S N H H I T L
Y T I S R E V I D O I B O L R
U Z Y R E N E E R G M T N K H
C O M P O S T R A E O T X O U
N O I T A V R E S N O C A E L
E D E F O R E S T A T I O N W
```

ATMOSPHERE	CONTAMINATION	GREENERY
BIODIVERSITY	DEFORESTATION	OZONE LAYER
CARCINOGEN	ECOLOGY	PEACEFUL
CLEAN	ECOSYSTEM	POLLUTION
CLIMATE	EROSION	
COMPOST	EROSION	
CONSERVATION	EXTINCTION	

Puzzle #65

SHOPPING MALL

P Q S C I N O R T C E L E B B
M K E S C L V L Q U A L I T Y
K C M J R P E F A S H I O N P
Y G R A R O C D Y T M T N V R
W O X E S C L K O O C E Q O O
W J L C D S S O B M N U T A D
E A P P L I A N C E X M L I U
B R A N D O T G G R L R K Q C
J F O Y V S T C E S E Y K D T
G Q V T H W T H A C L J T K I
A G Z Z S K N Q I R H B Q S O
K W Y P M K Z S K N D A N T N
W F O O D C O U R T G Q I J E
E G P Z Z T X O B G I B I R E
Q U A N T I T Y B U E C I R P

APPLIANCE
BIG BOX
BOOKSTORE
BRAND
CLOTHING
COLORS
CREDIT CARD

CUSTOMERS
ELECTRONICS
FASHION
FOOD COURT
ITEMS
MASSAGE CHAIR
MODEL

PRICE
PRODUCTION
QUALITY
QUANTITY
STYLE

DANCE

```
C T D I S C O M A S E B Z S S
C H E K I O H T O R T X O F E
Y B O L Y Z Z A J O Z R N N C
E R E R L Y K F R S R C U I R
C D A L E A F P D L R L U Z X
Q P N R L O B W O M E A L R R
L A Z A O Y G D A H T S G A Z
S R C N M P D R T L P S T D B
Z T L A W E M A A L K I T O Q
R N H T J Y L E N P U C H M N
X E T S I W T L T C H E S Z F
K R T B X W S S A N E I W K A
S D H S T N E M E V O M I D P
H N O Q O R O O L F E C N A D
E C N A D P A T I M I N G T R
```

ALLEMANDE	CONTEMPORARY	PARTNER
BALLET	DANCE FLOOR	SWING
BALLROOM	DISCO	TAP DANCE
BELLY DANCE	FOX TROT	TIMING
CHARLESTON	HIP HOP	TWIST
CHOREOGRAPH	JAZZ	WALTZ
CLASSIC	MOVEMENTS	

FOREST

```
Y  Y  G  S  E  L  I  T  P  E  R  Y  T  R  R
K  E  L  R  O  H  E  I  H  N  R  Y  Q  N  C
O  Q  N  H  R  S  P  C  T  S  Q  U  P  S  P
M  A  B  V  J  Y  E  C  O  S  Y  S  T  E  M
W  W  R  D  I  G  Q  E  L  Z  N  V  C  A  I
P  X  H  S  E  R  F  Y  R  U  O  W  X  V  N
Y  L  B  U  K  A  O  Q  S  T  S  N  X  N  Z
X  P  A  R  U  S  T  N  M  O  S  S  E  S  A
Z  R  F  N  Y  S  M  A  M  M  A  L  S  N  X
K  X  G  L  T  E  I  N  S  E  C  T  S  M  Z
J  V  X  W  O  S  K  F  O  E  N  L  C  V  K
G  I  Q  C  S  W  Q  R  N  D  N  T  W  X  I
S  L  L  A  F  R  E  T  A  W  L  O  D  G  F
M  L  A  K  E  S  D  R  I  B  E  I  T  Z  G
D  N  A  L  D  O  O  W  S  S  Q  F  W  S  M
```

BARK	GRASSES	REPTILES
BIRDS	INSECTS	STONES
ECOSYSTEM	LAKES	TREES
ECOZONE	MAMMALS	WATERFALLS
ENVIRONMENT	MOSSES	WILD
FLOWERS	NATURE	WOODLAND
FRESH	PLANTS	

MOVIE

```
U  E  N  X  Y  P  R  O  D  U  C  T  I  O  N
F  J  Y  I  A  A  C  X  R  E  L  E  A  S  E
T  N  X  R  Q  Y  Y  U  C  E  Q  N  C  E  V
P  H  O  R  O  T  C  E  R  I  D  N  T  D  T
R  A  T  I  N  G  S  A  A  B  S  W  O  R  U
O  G  A  C  T  R  E  S  S  R  T  U  R  T  C
X  P  U  T  B  A  I  T  N  T  O  B  M  I  B
L  M  A  F  G  O  M  X  A  S  R  X  S  T  F
R  E  A  L  I  S  T  I  C  C  Y  V  X  L  A
N  S  C  R  E  E  N  I  N  G  R  R  M  E  Z
H  H  R  E  L  O  R  N  I  A  M  E  E  T  J
P  R  O  D  U  C  E  R  A  W  S  V  W  T  K
B  R  J  V  D  R  U  S  R  E  L  I  A  R  T
I  B  G  Q  F  Q  Z  G  F  I  P  E  N  E  Z
M  V  M  U  R  R  B  O  W  P  S  W  O  W  I
```

ACTOR	MAIN ROLE	REVIEW
ACTRESS	MUSIC	SCREENING
ANIMATION	PRODUCER	STORY
CAST	PRODUCTION	TITLE
CATEGORY	RATINGS	TRAILERS
CREW	REALISTIC	YEAR
DIRECTOR	RELEASE	

Puzzle #69

GEOLOGY

S E U Q I N H C E T U Z Z Z G
J F M I N I N G M L T G X M X
P E T R O L E U M E H A U Y S
O L G T E M P E R A T U R E R
L A N D F O R M B R O C K S T
A Q N S E L I E L T C W F U O
N O U L L L O K H H D Q V E P
D F S S C Q W S Q Q J V Q X O
S H V U C U L O L U I O N D G
C U T H K C J G N A A X Z L R
A Z D R C O Y A D K R R M N A
P M G Y A R H S A E Q E R R P
E J G V H E U E W M P U N Y H
I R Q A R R E S Q E P T Z I Y
S E D I M E N T T T E R H S M

CORE	LANDFORM	ROCKS
CRUST	LANDSCAPE	SEDIMENT
DEPTH	MAGMA	TECHNIQUES
EARTH	MINERALS	TEMPERATURE
EARTHQUAKE	MINING	TOPOGRAPHY
GASES	PETROLEUM	
KNOWLEDGE	QUARRY	

Puzzle #70

WEAPON

B	Y	R	A	T	I	L	I	M	I	J	I	A	D	I
D	M	Z	R	P	I	Q	Z	J	D	K	O	D	Y	N
N	O	I	T	A	M	R	O	F	E	O	H	W	L	F
Z	O	G	W	S	E	E	E	R	F	I	H	G	X	A
O	Y	I	N	M	W	P	V	E	E	Y	U	D	V	N
V	K	G	T	I	Z	O	S	I	N	F	F	W	J	T
Q	E	C	H	I	T	C	R	O	S	S	B	O	W	R
C	T	M	A	G	N	N	F	D	E	O	Q	U	A	Y
E	A	E	I	T	M	U	U	W	S	P	L	P	R	G
H	N	V	V	S	T	Q	M	H	F	Y	W	P	A	P
S	K	W	A	E	S	A	R	M	O	R	E	A	X	S
X	Y	R	E	L	L	I	T	R	A	R	M	S	O	E
O	I	P	I	R	R	T	L	G	R	Y	S	W	R	W
A	H	G	R	Q	M	Y	P	E	M	F	W	J	A	N
Q	C	W	E	A	P	O	N	R	Y	A	F	I	U	C

AMMUNITION	CROSS BOW	MISSILE
ARMOR	DEFENSES	SPEAR
ARMS	EXPLOSIVE	SWORD
ARMY	FORMATION	TANK
ARTILLERY	HUNTING	WAR
ATTACK	INFANTRY	WEAPONRY
CAVALRY	MILITARY	

ELECTION

```
N A I C I T I L O P B Y J G L
P M F M A H M C B A L L O T G
Y T R A P N H M A J O R I T Y
T T N Y H O D W E M D A R W T
I A I O V J L I I I P B W X T
N N R R I J F I D N E A K Y R
D B V C O T A B T A N U I V D
E Z D G O N U T D I T E Z G O
P R N K P M I T T N C E R G N
E J M P T F E M I C F A T Q A
N J G A M L G D A T E S L A T
D Q D S P E E C H E S L U Z I
E V R E P U B L I C A N E A O
N V O T I N G B O O T H O H N
T N E S E R P E R Y D M T C Z
```

BALLOT	INDEPENDENT	REPRESENT
CAMPAIGN	MAJORITY	REPUBLICAN
CANDIDATE	MAYOR	SPEECHES
CONSTITUTION	MINORITY	VOTING BOOTH
DEMOCRAT	PARTY	WINNER
DONATION	POLITICAL	
ELECT	POLITICIAN	

WINTER

U E H X J S D N I W E F J J T
Y T S O R F G H A S T O N D K
C X Y T L Q G N T M E G X Z O
X T K D O I I N I W W L R V M
K Z I E I O D T I Z Q O I E H
C W C X T C B A R I E V N M G
K O N O S A E S Y W K E F S A
A T B C O L D S A B A S R G D
W G L A C I E R K O E Q O F K
D R V O H P A Z A A O K Z W V
I F O P P C I D V Z T Q E C I
C L L A F W O N S K Z E N E R
N E E R T E N I P C R I S P U
W I N T E R S P O R T S L N B
H T E M P E R A T U R E M B Z

BLIZZARD	GLACIER	SKIING
BOOTS	GLOVES	SNOWFALL
COLD	HOLIDAY	SNOWMAN
CRISP	ICE	TEMPERATURE
FREEZING	ICE SKATES	WIND
FROSTY	PINE TREE	WINTER SPORTS
FROZEN	SEASON	

JUSTICE

```
P  R  N  R  S  L  L  Y  J  U  C  K  V  A  Z
T  Y  E  V  E  Y  T  K  U  Q  D  H  A  X  R
L  G  T  C  T  P  T  E  D  C  J  O  V  B  T
F  Q  F  I  O  I  A  S  G  N  F  F  Y  I  U
X  D  W  L  U  M  R  R  E  N  U  J  B  M  Q
R  N  K  E  A  Q  P  P  A  N  H  F  L  P  Z
T  I  F  X  D  W  E  E  L  T  O  E  P  A  I
C  V  A  G  W  U  Y  D  N  U  I  H  R  R  W
Y  J  I  Y  E  Y  T  E  L  S  C  O  U  T  X
M  C  R  R  F  Y  T  I  R  G  E  T  N  I  B
Y  O  N  O  T  L  S  L  T  Q  D  N  H  A  U
N  U  E  E  N  U  J  G  A  C  A  G  P  L  C
F  R  S  U  C  O  E  J  O  N  E  G  P  I  A
B  T  S  Z  N  E  H  D  E  X  E  R  V  T  C
S  O  J  V  H  U  D  S  F  M  T  P  B  Y  G
```

COURT	IMPARTIALITY	RECOMPENSE
CULPRIT	INTEGRITY	RECTITUDE
DECENCY	INTEGRITY	REPARATION
EQUITY	JUDGE	VIRTUE
FAIRNESS	LAW	
HONESTY	LAWYER	
HONOR	PENALTY	

FLOWER

S	F	O	B	K	H	Z	W	C	G	H	W	S	Y	H
L	G	H	R	M	O	T	A	O	S	M	R	D	T	L
K	Y	S	S	C	L	U	X	L	D	T	O	Z	D	Z
E	X	A	N	U	H	L	N	O	N	R	W	O	X	Z
M	C	N	F	R	U	I	T	R	A	T	T	A	L	Q
D	X	N	T	Z	H	P	D	S	E	S	S	D	U	B
P	I	O	A	E	P	O	R	F	I	F	V	G	I	N
V	D	S	U	R	U	O	N	G	A	R	L	A	N	D
E	C	U	L	E	G	Q	L	E	B	J	O	E	L	E
F	I	F	V	A	Q	A	U	L	Y	C	E	L	F	X
S	Y	N	E	C	T	A	R	O	E	L	E	A	F	V
M	E	M	U	F	R	E	P	F	B	N	N	C	L	H
A	O	E	J	P	P	E	P	B	B	G	W	U	H	Q
B	E	U	D	B	U	F	Z	Y	L	U	R	R	X	Q
P	L	A	N	T	A	T	I	O	N	I	S	G	K	O

ATTAR	FRAGRANCE	PERFUME
BLOOM	FRUIT	PETALS
BOUQUET	GARLAND	PLANTATION
BUDS	HONEY	POLLEN
COLORS	LEAF	SEED
FERN	NECTAR	TULIP
FLORIST	ORCHID	

OFFICE

```
C  R  C  G  Q  D  L  M  E  K  X  W  Y  A  K
J  I  E  O  Q  P  A  P  E  R  W  O  R  K  X
P  A  F  P  G  K  Y  T  A  N  U  G  V  L  C
E  R  Q  F  O  E  L  U  D  E  H  C  S  Y  O
A  M  O  Z  A  R  V  P  A  Y  C  H  E  C  K
A  A  P  B  R  R  T  O  K  R  D  S  X  S  S
W  N  P  L  A  E  T  R  E  I  P  O  C  K  H
E  A  W  K  O  L  K  D  O  W  N  T  O  W  N
K  G  S  T  T  Y  Z  R  X  Y  Y  G  M  I  D
K  E  P  Y  V  I  E  X  O  W  S  C  M  S  J
B  R  G  N  I  T  E  E  M  W  Y  S  U  B  U
M  N  O  I  T  A  P  U  C  C  O  H  T  O  Y
S  O  J  P  N  I  A  R  T  T  X  C  E  S  V
V  H  U  C  P  E  U  P  Z  W  N  D  E  S  K
T  Y  A  A  X  O  N  S  W  D  Q  B  X  U  G
```

BOSS	EMPLOYEE	REPORT
BUSY	LABOR	SCHEDULE
COMMUTE	MANAGER	SUIT
COPIER	MEETING	TRAFFIC
COWORKER	OCCUPATION	TRAIN
DESK	PAPERWORK	
DOWNTOWN	PAYCHECK	

EMOTION

T	R	U	H	A	S	Z	U	G	I	X	X	G	N	Q
K	M	I	J	S	V	S	S	E	N	I	P	P	A	H
W	A	N	O	I	T	C	A	R	T	T	A	R	G	L
F	Z	N	E	I	A	N	X	I	E	T	Y	C	E	Z
C	E	I	N	C	S	R	E	G	N	A	M	C	X	K
Y	O	E	K	O	N	I	K	M	K	M	K	T	C	G
E	V	O	L	L	Y	H	G	F	E	M	Q	M	I	O
F	A	S	C	I	N	A	T	E	D	S	N	E	T	M
M	D	S	I	K	N	D	N	A	S	S	U	R	E	D
W	I	Y	L	E	A	G	A	C	Y	W	N	M	D	E
M	F	D	O	E	V	I	S	S	E	R	G	G	A	R
V	I	Y	Z	X	H	F	J	U	M	K	V	L	G	D
W	M	R	A	L	A	F	F	E	C	T	I	O	N	Z
A	G	O	N	Y	L	C	P	R	T	Y	X	J	C	E
F	O	F	U	R	I	O	U	S	Y	T	P	B	L	P

AFFECTION	ANXIETY	HAPPINESS
AGGRESSIVE	ASSURED	HURT
AGONY	ATTRACTION	LIKE
ALARM	EXCITED	LOVE
AMUSEMENT	FASCINATED	MAD
ANGER	FEELINGS	SAD
ANNOYANCE	FURIOUS	

Puzzle #77

MUSEUM

```
E  R  V  U  O  L  T  E  K  C  I  T  C  T  F
Y  G  E  F  W  U  A  S  C  R  L  C  G  L  Z
N  W  M  C  R  C  N  C  C  U  O  B  K  G  H
A  A  Z  A  A  H  A  V  I  I  R  W  Q  C  T
D  L  T  E  R  N  N  A  N  R  L  A  T  Z  F
G  I  R  M  O  T  T  H  L  G  O  E  T  R  U
V  B  E  O  J  L  I  I  E  J  V  T  R  O  A
K  R  A  N  D  U  Q  F  Q  R  X  P  S  L  R
L  A  S  U  W  V  U  Z  A  U  I  H  T  I  C
N  R  U  M  S  M  E  T  I  C  I  T  T  E  H
M  Y  R  E  L  L  A  G  J  X  T  T  A  X  I
N  Y  E  N  E  F  K  J  P  C  L  S  I  G  V
I  C  S  T  V  M  K  T  I  B  I  H  X  E  E
T  P  G  Y  C  O  L  L  E  C  T  I  O  N  S
N  O  I  T  A  V  R  E  S  E  R  P  S  X  F
```

ANTIQUE	EXHIBIT	LOUVRE
ANTIQUITIES	GALLERY	MONUMENT
ARCHIVES	HERITAGE	PRESERVATION
ARTIFACTS	HERITAGE	RELICS
ARTWORK	HISTORICAL	TICKET
COLLECTIONS	ITEMS	TREASURES
CURATOR	LIBRARY	

GIFT

B Y N G T V C O F F E R I N G
R I S X R H S H T R I B U T E
C A R E P A C K A G E F Y Q O
N C P T T L N V X R X E B R F
S O J G H R U T Y H I S N U S
A N I U I D U G K E T T F P G
C T E T X C A O B F E I Y R K
R R J G C D X Y C S S V M C T
I I E M A A I V S N M A O D Q
F B T Z Q I F E Q U X L K L T
I U Y R A S R E V I N N A I P
C T J V W V H R N E M O N E Y
E I N A A G R R A E N X B U R
K O P F R F G I M M B T U M Z
P N I Y D O H A P P I N E S S

ALMS	CHARITY	LOVE
ANNIVERSARY	CONTRIBUTION	MARRIAGE
AWARD	COURTESY	MONEY
BENEFACTION	EVENT	OFFERING
BIRTHDAY	FESTIVAL	SACRIFICE
BONUS	GRANT	TRIBUTE
CARE PACKAGE	HAPPINESS	

OCEAN

```
B N T R O G B N M K K H V L R
G D S Z W U N N V F V U G B D
A B A L O N E Z G X M T O I K
D O L P H I N J F S W S V W G
Y A I T F S F I S H H A X S D
Z T F O S F I T F A A L V W O
U P I D V U K F W R L T C E K
V W J N J V N R Y K E W P B S
D L N R I C R A B L N A G E H
T Y O S Z L T O M E L T R U T
G D Q W U D A I E I L E Y N S
S U P O T C O S J L O R J G D
W C L I T I D E P O O L O L D
G U P R H P D M V X E D X D K
I G H F G S O E V M R E G T F
```

ABALONE	LOW TIDE	TSUNAMI
BOAT	OCTOPUS	TURTLE
CRAB	SALINITY	WAVES
DOLPHIN	SALT WATER	WHALE
FIN	SHARK	WHALE
FISH	SHIP	
JELLYFISH	TIDE POOL	

RURAL

```
Y T R A D I T I O N A L H Q G
A U S L L I M Q Q O W Q Y S S
M T N E M N O R I V N E K A L
P M W W V V P E C E D A B E X
A W O K N R P G S U V A L J W
D O O U Z R A E G A L L I V K
D M D S N S X H Q G T T X V C
Y E S B I T B H A K M V U Q V
F M R M E K A H O E F N A R Z
I E Z U A G R I C U L T U R E
E E F Z T O N E N R S P A V E
L J Z P D A B L M E U E M R M
D R G N W U N A M R E H S I F
S O N F C G A S T F A R C G S
S S R E G A L L I V X F P H V
```

AGRICULTURE	FISHERMAN	PADDY FIELDS
BARN	HARVEST	SIMPLE
CHURCH	HOUSES	TRADITIONAL
CRAFTS	LAKE	VILLAGE
CULTURE	MILLS	VILLAGERS
ENVIRONMENT	MOUNTAIN	WOODS
FARMER	NATURE	

HEALTH

S	M	M	D	I	S	E	A	S	E	A	H	Q	D	O
L	U	Y	N	O	O	L	U	A	D	H	U	M	B	J
E	S	D	N	O	O	F	A	F	T	Z	M	C	F	Q
N	C	B	E	I	I	L	A	C	Y	Y	A	J	X	W
P	L	N	L	X	L	T	B	R	I	D	N	Q	H	E
T	E	S	E	R	M	A	I	T	H	S	I	X	S	A
M	S	E	C	U	E	W	N	R	Y	F	Y	E	X	B
C	D	W	L	I	L	D	A	O	T	D	S	H	T	X
E	L	X	R	S	E	F	R	X	I	U	O	Q	P	D
N	F	M	D	H	Y	N	N	O	R	T	N	B	N	A
O	E	W	E	X	E	R	C	I	S	E	O	K	O	G
I	C	R	H	N	S	A	N	E	T	I	D	M	R	U
K	Q	V	V	D	T	H	R	S	Z	D	D	N	E	K
J	Y	S	O	E	L	A	B	T	Y	O	C	N	E	P
D	S	T	R	E	S	S	L	O	H	J	X	M	Z	G

BLOOD	EYES	NERVES
BODY	GENDER	NUTRITION
DIET	HEART	PHYSICAL
DISEASE	HUMAN	SCIENCE
DISORDER	INFLUENCE	SLEEP
EMOTIONAL	MENTAL	STRESS
EXERCISE	MUSCLES	

WORLD WIDE WEB

```
Y  K  N  D  O  C  U  M  E  N  T  B  H  I  L
P  V  C  O  M  P  I  L  E  S  F  R  I  A  V
W  O  X  G  I  E  T  K  F  V  Q  O  N  W  O
N  A  T  N  W  T  S  P  G  I  F  W  D  E  C
N  L  V  K  A  U  A  A  Y  S  L  S  B  G  R
G  G  H  G  S  C  Y  C  B  R  S  E  P  R  D
C  O  M  P  R  E  S  S  I  A  C  R  F  A  O
L  R  L  D  B  L  D  H  B  L  T  N  K  P  M
E  I  E  A  O  B  A  C  K  U  P  A  E  H  A
R  T  F  D  N  W  P  T  A  M  N  P  D  I  I
Z  H  Y  W  L  A  N  H  I  K  O  I  A  C  N
K  M  S  F  L  O  S  L  H  G  Y  C  T  S  M
B  P  A  X  G  L  F  R  O  L  I  A  M  E  X
L  F  R  X  U  R  E  K  C  A  H  D  S  R  H
H  I  N  T  E  R  N  E  T  D  D  D  C  H  O
```

ALGORITHM	DATABASE	ENCRYPT
ANALOG	DESKTOP	FILE
APPLICATION	DIGITAL	FOLDER
BACKUP	DOCUMENT	GRAPHICS
BROWSER	DOMAIN	HACKER
COMPILE	DOWNLOAD	INTERNET
COMPRESS	EMAIL	

MILITARY BASE

F B B D E F E N D D V P F W W
I B A S E A F T B J M G K B Z
E I T L O C F O R M A T I O N
L Q T A L B O I R X J J T D G
D Z E A Y I E D G C V D K E B
M J R Q E E S N E F E D G S X
A D Y B N F P T D H P J Z T F
R Y H Q C Y E R I V J D J R O
S X G A A E M D S C A N N O N
H Z O V D P J E N L C U I Y R
A E D O E M H A D G U O Q E J
L P N Z T V I I G A I R R R X
I K M B P B A R R A C K S S I
E E X A I R C R A F T A I F T
V M A R C H F I V L S D W U C

ACADEMY	CADET	DESTROYER
ADMIRAL	CAMP	FIELD MARSHAL
AIRCRAFT	CANNON	FORCE
BALLISTIC	DECODE	FORMATION
BARRACKS	DEFEAT	MARCH
BASE	DEFEND	
BATTERY	DEFENSE	

CULTURE

```
Q  I  T  V  V  H  N  E  S  Q  P  S  N  C  S
U  N  I  T  Y  C  S  O  G  Y  F  J  A  I  Z
C  T  D  M  H  O  Y  S  I  A  M  J  T  Q  X
S  E  J  D  S  M  X  F  E  T  U  B  I  T  T
R  R  Z  J  G  M  L  W  L  X  A  G  O  Z  L
E  A  O  P  L  I  R  E  D  C  Y  C  N  L  W
G  C  M  T  L  T  D  O  A  Z  D  F  U  A  O
U  T  Y  M  S  M  T  O  N  R  P  A  O  D  L
L  I  R  S  A  E  B  X  M  F  N  M  B  J  E
A  O  I  E  E  N  C  I  V  I  L  I  T  Y  U
T  N  E  R  S  T  N  N  S  L  N  L  N  K  A
I  B  K  S  W  P  R  E  A  E  M  Y  F  G  J
O  E  T  R  I  B  E  U  R  P  D  P  D  X  D
N  Q  V  I  D  Y  L  C  O  S  I  W  V  J  K
S  E  U  L  A  V  C  G  T  C  H  Y  Y  N  K
```

ANCESTORS	LANGUAGE	SYMBOL
CIVILITY	LEARNING	TRIBE
COMMITMENT	MANNERS	UNITY
COURTESY	NATION	VALUES
EDUCATION	NORMS	
FAMILY	REGULATIONS	
INTERACTION	RESPECT	

COURT TRIAL

X D F M M J P R O B A T I O N
B J K H B L U G E B I H U J C
D Y T D Z P J S W S N M P W J
V E G N U L R U T P N E O V H
P N A A E J J I D I O E I R V
E U O T N M U A S G C O F U R
C C N I H P N R I O E E K E V
E O N I T P T O Y L N R U O D
M F U E S U E C S T T S A K X
Q Y V R T H C N I I L I F G N
N D S M T N M E A D R I M E C
O F F E N C E E S L R P U E G
S U O G L C A S N O T E M G E
Z W I T N E S S C T R Y V I Z
T R I A L A W Y E R M P S J A

COURT CASE	JUDGE	PROSECUTION
DEATH PENALTY	JURY	PUNISHMENT
DEFENSE	JUSTICE	SENTENCE
GUILTY	LAWYER	TRIAL
IMPRISONMENT	OFFENCE	VERDICT
INNOCENT	PRISON	WITNESS
JAIL TIME	PROBATION	

EXERCISE

```
H  C  A  O  C  R  W  R  C  S  J  C  U  Z  Q
L  C  H  J  E  W  E  O  R  E  Y  A  L  P  H
H  O  N  A  D  S  K  N  E  A  S  Z  Q  U  L
D  D  D  O  M  R  O  F  I  T  N  E  S  S  B
A  U  C  E  I  P  A  O  A  A  E  B  L  W  U
A  T  K  T  N  T  I  O  L  G  R  P  C  U  L
E  T  N  Y  P  J  I  O  B  Y  L  T  M  T  R
D  E  H  E  A  A  G  T  N  E  M  N  A  O  D
V  J  S  L  M  L  E  D  E  S  R  P  D  H  C
R  I  B  I  E  P  P  R  M  P  H  O  I  G  H
H  I  W  D  C  T  I  Z  O  F  M  I  C  C  I
D  U  R  I  L  R  E  U  I  B  J  O  P  S  S
Q  Z  V  M  M  E  E  S  Q  W  I  N  C  I  E
O  D  D  Z  K  Y  I  X  F  E  Z  C  X  J  F
L  P  T  J  A  S  G  F  E  S  X  I  S  M  W
```

AEROBICS	EQUIPMENT	PLAY
ATHLETE	EXERCISE	PLAYER
CHAMPIONSHIP	FIELD	RULES
CLUB	FITNESS	SCOREBOARD
COACH	GYM	TRAINER
COMPETE	LOOSE	WIN
COMPETITION	OLYMPICS	

CRICKET

```
J T E K C I W F U J Q T V B F
F I E L D E R S O U F F F J A
W L T G R O U N D F U E R N L
I H J E E L G C I A W E Z C C
C L C O S S X V E K P N V H R
K J J T S T G W M R P M F Y K
E E I K I E T N U N I F O R M
T D K H N P V E I G Z P U M F
K O K I G A U O M N K U M V T
E T I S R K M L L N F Z U Z
E G E W O T E S L G E I C B W
P C A A O E S A T A B H A E F
E S D J M C X Q O A B T W O D
R F P H T R E L W O B H T W N
L A N O I T A N R E T N I R V
```

BALL	GROUND	TEAM
BAT	HELMET	TEST
BATSMAN	INNINGS	UMPIRE
BOWLER	INTERNATIONAL	UNIFORM
DRESSING ROOM	PADS	WICKET
FIELDER	PITCH	WICKET KEEPER
GLOVES	STRIKE	

BEAUTY SALON

```
S  X  R  E  S  S  E  R  D  R  I  A  H  C  M
T  E  R  C  R  R  E  Y  R  D  R  I  A  H  O
H  Y  L  H  O  A  M  Z  S  R  O  W  I  G  I
A  R  L  K  S  N  C  A  G  L  Q  A  R  W  S
I  Y  E  Q  N  A  D  N  S  Q  S  X  S  S  T
R  Q  A  N  I  I  W  I  I  S  F  I  T  A  U
S  S  O  R  I  H  R  R  T  K  A  N  Y  Z  R
T  P  O  A  P  L  R  W  I  I  S  G  L  A  I
Y  B  U  U  X  S  E  E  N  A  O  Z  E  T  Z
L  Q  L  E  X  O  R  Y  B  O  H  N  W  T  E
I  N  Y  J  K  Z  W  I  E  R  I  R  E  K  R
S  Z  I  S  L  A  I  C  A  F  A  H  F  R  E
T  W  I  F  K  K  M  D  U  H  W  B  S  J  L
S  K  K  W  B  E  A  U  T  Y  C  R  E  A  M
P  E  D  I  C  U  R  E  Y  I  N  C  X  I  F
```

BARBER	HAIR DRYER	MASSAGE
BEAUTY	HAIR STYLE	MOISTURIZER
BEAUTY CREAM	HAIR WASH	PEDICURE
CONDITIONER	HAIRDRESSER	SKIN CARE
EYELINER	HAIRSPRAY	WAXING
FACIAL	HAIRSTYLISTS	WRINKLES
FASHION	MAKEUP	

FASHION

```
W U O V D G N I T E K R A M D
D L G K D K V I Q O X T L D O
G A A S L K I O C F O R B R R
T C E T U A G T V U F E T T N
L C E L E O W A N P R N G W A
M E G N I S I T R E V D A Q M
M S D X R T T R A M R N K E E
T S H O W E X R U C E R C R N
R O A A M M D E A X Z N U Z T
V R Z C O F C O T M U F T C S
Y I N V O G U E M D S L U S E
D E S I G N E R L Q D R L F W
K S N S J R A M V Y T C O W I
E L F Y J Q O V A L T V C Z N
M Y Z O G D Q B V G Y S J S G
```

ACCESSORIES	IN VOGUE	SEWING
ADVERTISING	LATEST	SHOW
CATWALK	LUXURIOUS	SMART
CURRENT	MARKETING	STYLE
DESIGNER	MODEL	TEXTILE
GARMENTS	MODERN	TREND
GARMENTS	ORNAMENTS	

COMPETITIVE ADVANTAGE

```
A E Z O R G A N I Z A T I O N
T K X M A T E R I A L S I L B
E L A C I T I L O P Y E N O M
C K L Y H P A R G O E G N D R
H C E U L A V T I B E D O W E
N L C X S Z N L T U V S V R S
O S A Q T K Y G U S T Q A M O
L P I B C D E C E I R G T I U
O P L G O J A W N N G J I Y R
G X M R U R Q T N E T N O C C
Y M C O N C E P T S R X N B E
R G O W T I N Z G S M R S B S
C F U T R C N T L L R Q U R F
C C N H Y S E C I V R E S C A
B E G T N E M N R E V O G C D
```

BUSINESS	GEOGRAPHY	MONEY
CONCEPTS	GOVERNMENT	ORGANIZATION
CONTENT	GROWTH	POLITICAL
COUNTRY	INNOVATIONS	RESOURCES
CURRENCY	JOBS	SERVICES
DEBIT VALUE	LABOR	TECHNOLOGY
EXCHANGE	MATERIALS	

GRADUATION

```
H  R  D  B  L  S  J  F  B  A  K  R  H  Y  A
J  E  E  V  Y  E  V  C  F  N  Y  J  K  J  U
Q  O  U  T  B  T  C  M  I  D  T  E  R  M  Y
H  O  X  P  S  T  L  T  P  L  G  S  O  A  S
Y  Y  G  E  P  E  F  U  U  T  B  M  Z  T  T
U  R  R  T  T  H  M  C  C  R  G  U  F  E  U
N  P  A  O  S  A  P  E  I  A  E  F  P  R  D
I  W  D  R  T  E  V  J  S  M  F  H  R  I  E
V  K  E  N  B  A  L  I  N  D  E  X  A  A  N
E  G  S  L  W  I  R  U  R  L  E  D  X  L  T
R  N  V  Z  U  I  L  O  D  P  I  A  A  F  L
S  M  R  R  F  D  Q  Q  B  E  H  V  N  C  P
I  E  N  B  V  S  O  O  S  A  H  G  L  H  A
T  N  M  J  M  E  A  M  V  A  L  C  A  I  D
Y  I  C  O  Y  J  P  R  O  F  E  S  S  O  R
```

ACADEMIC	LECTURE HALL	PUBLIC
DEAN	LIBRARY	SCHEDULE
FACULTY	MATERIAL	SEMESTER
GRADES	MIDTERM	STUDENT
INDEX	MODULE	UNIVERSITY
LABORATORY	PRIVATE	
LECTURE HALL	PROFESSOR	

SUN

```
R X U H M E N G C G N E P P T
M E N U L I R O G G R U K E C
Y S A A R S L A I G W F N H X
E X T C L N U K L T Z P V Y O
N N Y A T B E N Y F A Z T X S
P O U U R I S G L W R I V R O
K R I K C A O H O I A A D X L
Q B H T R A E N E R G Y L A A
E H B X C T H Y F L D H Z O R
C Z K K H E A T T K I Y T S S
P B H B S M V P Q H K U H I Y
Z H H Q O O E N B L G D M L S
W F G X I C O R O N A I J A T
Y H H R J Y Q V C C J M L E E
Y E R E H P S O T O H P V N M
```

CONVECTION	HYDROGEN	SOLAR FLARE
CORONA	LIGHT YEAR	SOLAR SYSTEM
EARTH	MILKY WAY	STAR
ENERGY	PHOTOSPHERE	SUNLIGHT
HEAT	RADIATION	
HELIUM	REACTION	

Puzzle #93

MEDIA

```
A I D E M I T L U M A U D I O
N R S R E D I V O R P E H D I
Y O E R E V B G R A P H I C S
T T I G T C E Y X J L L Z O A
J N P T U S N E W S I U O H N
P V I D A L A A V D C O F D E
F I A R E M A C T M A A Q A W
L W H L P J R T D S T A E Z S
E F X S D T N O I A I J L D W
B W Y F R X Z N F O O D C H O
B N E T W O R K S N N R E I R
R P U B L I S H K T I S B O T
N O I T A C I N U M M O C G H
P H U X R L I C E N S E H D Y
T L A N G I S S O C I A L D P
```

APPLICATION

AUDIO

BROADCAST

CAMERA

CENSORSHIP

COMMUNICATION

DISTANCE

GRAPHICS

INFORMATION

LICENSE

MULTIMEDIA

NETWORK

NEWS

NEWSWORTHY

PRINT

PROVIDERS

PUBLISH

REGULATIONS

SIGNAL

SOCIAL

SEWING

```
N  V  T  R  Q  A  V  T  Q  J  E  J  C  D  R
S  E  H  C  T  I  T  S  C  I  S  S  O  R  C
Y  S  A  F  E  T  Y  P  I  N  S  V  A  E  E
L  G  F  P  O  N  R  Z  I  P  P  E  R  S  I
S  D  A  V  I  A  O  I  B  G  M  W  P  S  H
R  E  Y  G  H  N  S  I  H  U  L  F  T  M  U
S  S  E  C  A  D  R  N  H  S  A  X  T  A  S
T  I  N  L  Y  V  A  E  E  S  U  R  K  K  G
T  G  F  O  D  A  R  E  T  R  U  Z  H  E  H
K  N  B  T  T  Q  S  D  R  T  I  C  X  R  Z
U  E  G  H  R  T  W  L  I  H  A  L  N  J  O
B  R  P  A  N  T  U  E  A  G  T  P  D  I  G
R  W  N  I  B  B  O  B  U  Y  A  Y  A  G  P
O  A  D  A  B  L  T  A  E  L  B  M  I  H  T
L  E  E  H  W  G  N  I  C  A  R  T  P  V  U
```

BAG	PANT	THIMBLE
BOBBIN	PATTERN	THREAD
BUTTONS	PIN CUSHION	TRACING WHEEL
CLOTH	SAFETY PINS	ZIPPER
DESIGNER	SCISSOR	
DRESSMAKER	SHIRT	
NEEDLE	STITCHES	

COMPETITION

```
C  Z  Z  S  R  J  A  Y  B  G  U  R  B  C  T
R  T  D  N  T  Y  C  P  L  A  Y  E  R  S  B
H  W  V  C  F  N  V  O  B  W  H  V  F  P  F
A  E  S  F  R  O  E  D  A  N  T  U  H  O  T
R  B  Q  R  N  A  O  M  S  C  V  B  P  N  A
J  N  T  U  E  L  S  T  E  I  H  G  C  S  S
W  L  S  E  I  D  A  T  B  V  N  E  X  O  T
R  U  Y  N  K  P  A  M  A  A  E  N  S  R  A
A  K  C  S  L  C  M  E  L  D  L  I  E  S  M
N  J  Z  S  C  L  I  E  L  V  I  L  H  T  I
K  H  F  T  A  U  A  R  N  R  Y  U  E  C  N
I  R  I  Q  H  B  D  B  C  T  E  Y  M  L  A
N  T  E  A  M  S  S  R  O  T  C  E  R  I  D
G  E  C  I  T  C  A  R  P  U  P  Z  H  P  S
S  O  J  M  V  K  E  N  D  U  R  A  N  C  E
```

ACHIEVEMENTS	DIRECTORS	RUGBY
BALL	ENDURANCE	SPONSORS
BASEBALL	EQUIPMENT	STADIUM
CHEERLEADERS	FOOTBALL	STAMINA
CLUBS	PLAYERS	TEAMS
COACHES	PRACTICE	TENNIS
CRICKET	RANKINGS	

PSYCHOLOGY

```
Y  H  T  A  P  M  Y  S  W  E  W  S  P  W  K
N  O  I  S  S  E  R  P  X  E  M  O  T  A  G
N  R  J  S  W  E  N  O  I  S  S  A  P  X  P
P  O  H  D  N  I  M  T  B  D  D  M  H  P  B
M  S  I  T  N  O  O  O  H  K  J  C  H  S  M
H  Y  S  T  E  R  I  A  T  U  C  D  J  Z  L
K  F  R  V  A  R  E  S  I  I  S  O  D  S  Q
A  G  Z  O  N  T  G  S  S  Q  O  I  H  R  G
L  N  N  W  I  A  I  E  E  E  D  N  A  S  H
R  J  M  I  J  V  N  R  R  N  R  Y  S  S  X
X  D  G  O  L  Y  A  X  R  Z  T  P  S  G  M
V  C  Z  R  O  E  W  H  I  I  R  M  E  M  C
B  M  S  W  I  D  E  B  E  E  Y  Q  E  D  C
N  O  I  T  C  E  F  F  A  B  T  S  D  N  D
Y  R  P  I  Q  X  F  N  O  S  F  Y  V  P  T
```

AFFECTION	FEELING	PASSION
ANXIETY	GRIEF	REGRET
BEHAVIOR	HYSTERIA	RESENTMENT
DEPRESSION	IRRITATION	SHAME
EMOTIONS	JOY	SHOCK
ENTHUSIASM	MIND	SYMPATHY
EXPRESSION	MOOD	

AVIATION

```
C E M F P A R A C H U T E O Z
J N A V I G A T I O N Q M X U
E N O I T A C I N U M M O C E
E M E U E K S T N I O P Y A W
E W E D H S I W A B F L A N D
T M Y T U H N P O K C D C S O
O C E D U T I T A L Q A Q L S
W W B R J O I X A T X U B O G
E T E W G F R G H O L T E N C
R R S T P E F X N M V O A Z Y
K A U G O Z N O G O E P C O J
X C D N C W U C E K L I O S Z
S K B A W E P Z Y K P L N M S
A I R C R A F T G Z A O B T X
G U H N R W Y A L T I T U D E
```

AIRCRAFT	LAND	RUNWAY
ALTITUDE	LATITUDE	TAKE OFF
AUTO PILOT	LONGITUDE	TAXI
BEACON	NAVIGATION	TOWER
COMMUNICATION	PARACHUTE	TRACK
COMPASS	RADAR	WAYPOINTS
EMERGENCY	ROUTE	

MOUNTAIN

```
V  C  Y  T  U  A  E  B  R  I  K  U  X  E  B
V  R  S  G  X  G  S  P  G  E  E  G  X  B  C
S  L  J  O  P  I  B  X  Q  E  V  G  W  Q  V
L  H  T  F  E  F  F  C  A  M  P  I  N  G  L
R  U  I  K  E  E  K  A  L  T  O  Y  R  A  C
O  T  L  E  X  P  T  H  G  I  E  H  L  Q  R
P  N  O  A  B  B  O  I  D  I  M  A  R  Y  P
R  E  G  N  A  D  B  L  A  V  A  B  A  J  T
S  S  E  A  A  Y  I  L  S  Z  C  R  E  S  T
J  T  G  T  E  C  Y  U  N  D  V  O  A  R  V
B  G  G  U  S  D  L  S  O  U  G  F  Y  Z  A
J  K  B  R  Q  H  R  O  W  E  F  A  F  X  W
E  K  A  E  P  L  P  A  V  T  M  U  E  J  W
I  S  U  M  M  I  T  Z  A  A  N  L  W  D  B
A  I  U  H  I  K  I  N  G  G  G  N  W  I  M
```

BEAUTY	HILL	RIVER
CAMPING	LAKE	SLOPE
CLIMBER	LAVA	SNOW
CREST	NATURE	STEEP
DANGER	PEAK	SUMMIT
HEIGHT	PYRAMID	VOLCANO
HIKING	RANGE	

ECOSYSTEM

```
V  K  G  S  E  P  C  I  S  R  E  V  I  R  F
Z  S  O  G  I  N  S  A  O  O  L  M  N  T  B
W  O  E  M  F  W  V  T  R  E  T  A  W  W  E
B  Z  V  M  C  R  Q  I  N  B  W  Q  Z  W  L
Y  O  K  V  O  W  M  G  R  A  O  S  O  I  B
R  N  A  S  S  I  A  S  A  O  L  N  X  L  L
V  E  R  T  F  E  B  R  L  C  N  P  Y  D  O
T  L  P  E  M  Z  R  Z  M  L  Q  M  G  E  P
L  A  E  R  H  O  Y  U  Z  I  I  G  E  R  R
U  Y  T  R  O  T  S  D  T  M  N  H  N  N  U
X  E  J  I  U  D  A  P  X  A  R  G  W  E  T
I  R  E  U  B  T  U  E  H  T  E  L  K  S  U
F  C  P  X  H  A  A  C  W  E  G  R  J  S  Y
K  F  E  S  U  O  H  N  E  E  R  G  C  N  C
B  U  D  H  H  S  M  U  S  N  A  E  C  O  T
```

ATMOSPHERE	HABITAT	REPRODUCE
BIOMES	HILLS	RIVERS
CARBON	NATURE	WARMING
CLIMATE	OCEANS	WATER
CREATURES	OXYGEN	WEATHER
ENVIRONMENT	OZONE LAYER	WILDERNESS
GREENHOUSE	PLANTS	

WEATHER ELEMENTS

```
K  H  R  X  O  D  H  V  E  Q  M  W  F  S  B
J  D  F  E  S  G  C  U  M  K  R  X  C  P  A
M  V  C  T  I  G  L  Y  M  K  D  A  L  I  W
F  E  D  F  U  V  Y  A  C  I  C  E  I  Q  I
R  L  L  I  N  B  S  K  C  L  D  A  M  N  N
F  S  O  Z  I  B  G  N  S  I  O  I  A  G  D
N  N  Q  O  Z  H  Q  O  N  G  P  N  T  Z  P
K  W  F  M  D  I  T  L  O  H  Z  O  E  Y  A
C  Z  E  S  R  A  R  H  W  T  N  N  R  D  T
F  Y  V  D  O  O  X  D  U  E  D  T  W  T  T
W  R  I  D  U  F  T  O  R  N  A  D  O  J  E
D  G  O  M  G  O  E  S  O  I  D  X  Y  U  R
N  R  Z  S  H  Q  L  O  Q  N  L  E  G  V  N
E  O  F  Z  T  W  C  C  H  G  U  K  R  I  A
M  Z  P  M  T  E  M  P  E  R  A  T  U  R  E
```

CLIMATE	FROST	TEMPERATURE
CLOUD	HUMIDITY	THUNDER
CYCLONE	LIGHTENING	TORNADO
DEW	RAIN	TORNADO
DRIZZLE	SKY	TROPICAL
DROUGHT	SNOW	WIND PATTERN
FLOOD	STORM	

BANK
Puzzle # 1

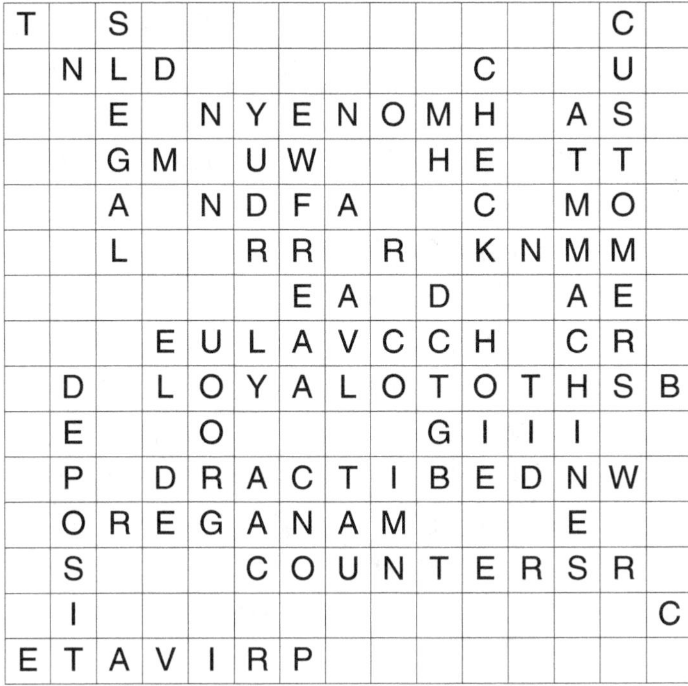

```
T S . . . . . . . . C
. N L D . . . . C . U
. . E . N Y E N O M H . A S
. . G M . U W . . H E . T T
. . A . N D F A . C . M O
. . L . . R R . R . K N M M
. . . . . E A . D . . A E
. . . E U L A V C C H . C R
. D . L O Y A L O T O T H S B
. E . . O . . . G I I
. P . D R A C T I B E D N W
. O R E G A N A M . . E
. S . . C O U N T E R S R
. I . . . . . . . . . C
E T A V I R P
```

SMELL
Puzzle # 2

```
. . S N U F F U M E S O N
. . . . . . R O D O
P . . . O L F A C T I O N
O . T . . . . . G
L . E C N E S S E R
L . . U . S M O K E A
U . . Q . . U . . N
T . . G U F . F S . C
I . . A R O M A R C . . E
O . . S U B . . E
N P A R T I C L E S . N P
. . R E W O L F . T
. S P I R I T
. N O I T A S N E S
. R O V A L F
```

TOWN
Puzzle # 3

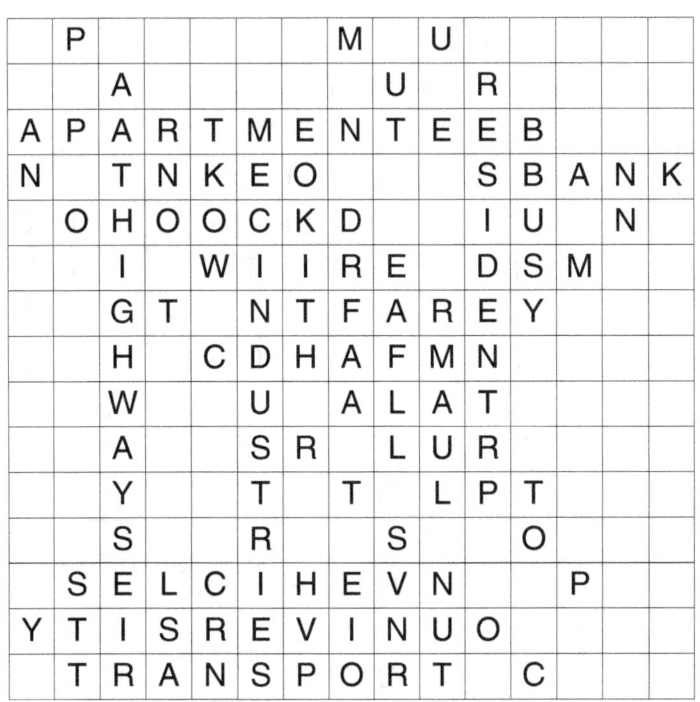

```
. P . . . M U . .
. A . . . U . R
A P A R T M E N T E E B
N . T N K E O . S B A N K
O H O O C K D . I U . N
. I . W I I R E . D S M
. G T . N T F A R E Y
. H . C D H A F M N
. W . U . A L A T
. A Y . S R . L U R
. Y . . T . T L P T
. S . . R . S . O
S E L C I H E V N . P
Y T I S R E V I N U O
T R A N S P O R T . C
```

TRANSPORT
Puzzle # 4

```
. E L C Y C R O T O M
. . L . . . . . I
. . I . . T R U C K S
. C F B . . . K
. . A . O . . . E
. . R R . M . . . T
Y R R E F G C O . B . C
D . . N O I T A I V A
E N A L P R I A F U . K R
. A . B . . F A . E
. T . . U . . A
. . S . S . R
T R O P A E S . N I A R T
P O L L U T I O N
. . B
```

AIRPORT
Puzzle # 5

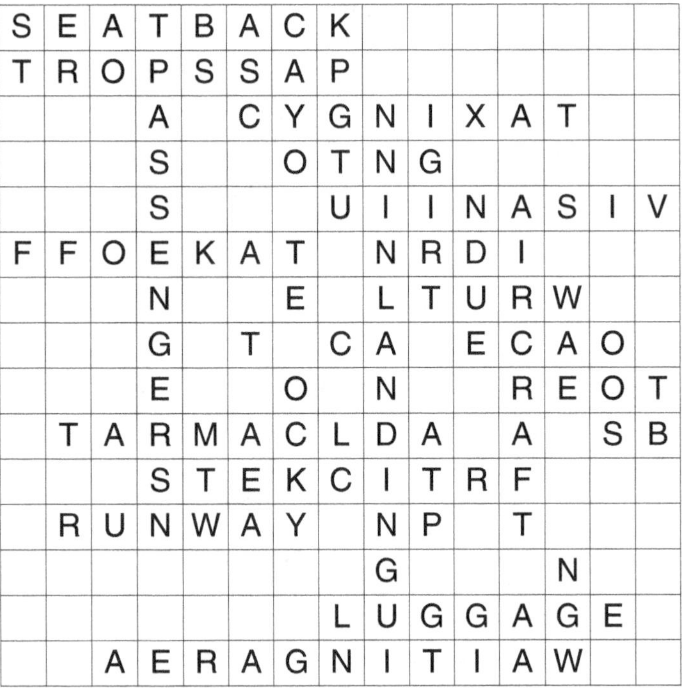

WEDDING
Puzzle # 6

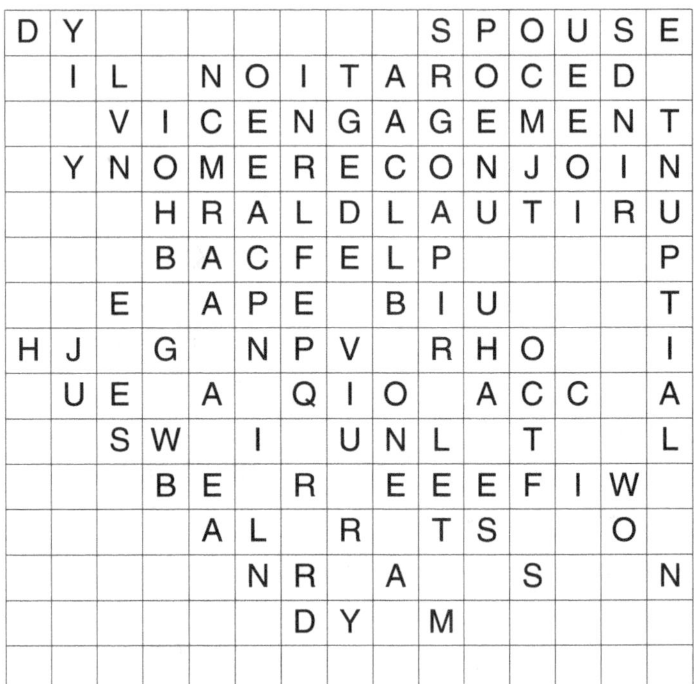

GAMES
Puzzle # 7

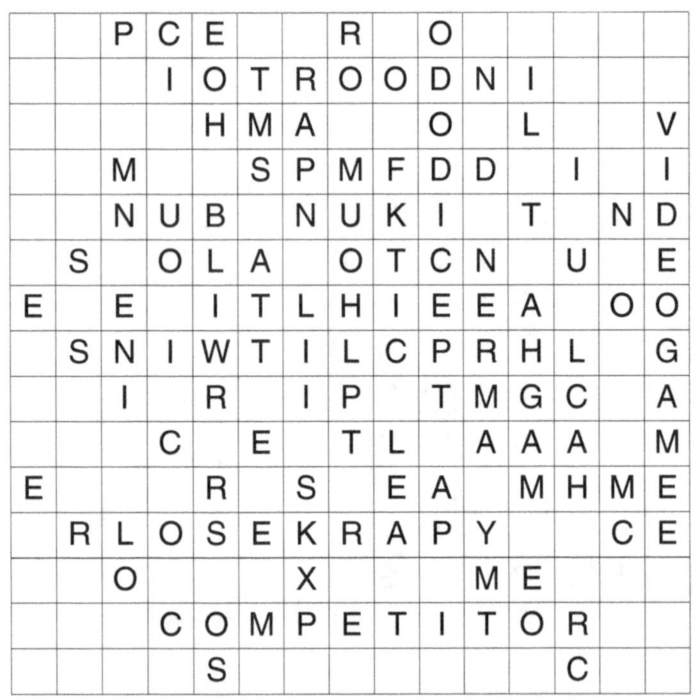

MALL
Puzzle # 8

ENTERTAINMENT
Puzzle # 9

```
S . . . . W R . O . . . . . .
T . . . . . O E . E . . . . . C
A . R S W T . H A E D F . . . O
G R . A E O V . S L S I . . . S
E T E . T M H C . E I C V . . T
P V . T . S A S H . V T A . . U
L L T . A R T G C A . I Y P M
A I . H . E O E O I N O L T E
Y S . . G . H T N E G N . . . V
. T . . . I . T C R D A E . .
. I R . . . N . E A E I M L .
. N A . . . . E R I M T V . .
. G D . . . . . T . V L N . .
P R I M E T I M E A . O I I .
. . O . . . . . . . L . . M F
```

LIGHT
Puzzle # 10

```
N O I T A N I M U L L I . . .
S U N O I T A I D A R . . . .
. S E C N E C S E N I M U L .
. . S . T . . P . . . . S . F
F I R E E . . A . . . . P . L
. . G . N . . R . . . . E . U
. . N S T . . K . . . . C . O
. . . I . H . . . . . . T . R
. L . T T . G L O W . . R . E
. . I . Y . E . I . . . U . S
. . G . . C O L O R . . M . C
. . . H . . . . A B L A Z E .
. . N O T O H P . . . . . . N
E C N E C S E D N A C N I . C
T E L O I V A R T L U . . . E
```

BOOK
Puzzle # 11

```
. S H O R T S T O R Y . . .
. . G . . . S D R O C E R . .
. . E N O I T C I F . . . .
M . R I R E P A P . . . . .
A . . U D . C O N T E N T
G . . . T N . . H . . . .
A . L E V O N I . . S . .
Z . . E . . . E B . . K .
I Y . . B P Y . V . . . O
N . R . D O A D . D . . . O
E . . A Y R O G E T A C . B
S L . . R . A K E M E O P
. . T . . B . M . S O . .
R E T I R W I . A . . C .
. . . T . . L L O R C S .
```

ANIMALS
Puzzle # 12

```
T C N I T X E . . . . . . .
. . H E R B I V O R E S . . M
S . . . . . . F O R E S T . A
P . . . D E D O O L B T O H M
E N O C T U R N A L U . . . M
C O L D B L O O D E D T . . A
I Y R A N I R E T E V . I . L
E C A R N I V O R E S . . O S
S . I . . . T A T I B A H N
. D E T A C I T S E M O D .
. . L A C I G O L O C E . .
. . S U N E G . . . . . . .
. . . Q . . . . . . Z . . .
. D E R E G N A D N E O . .
. S E R O V I N M O . . . .
```

FAMILY
Puzzle # 13

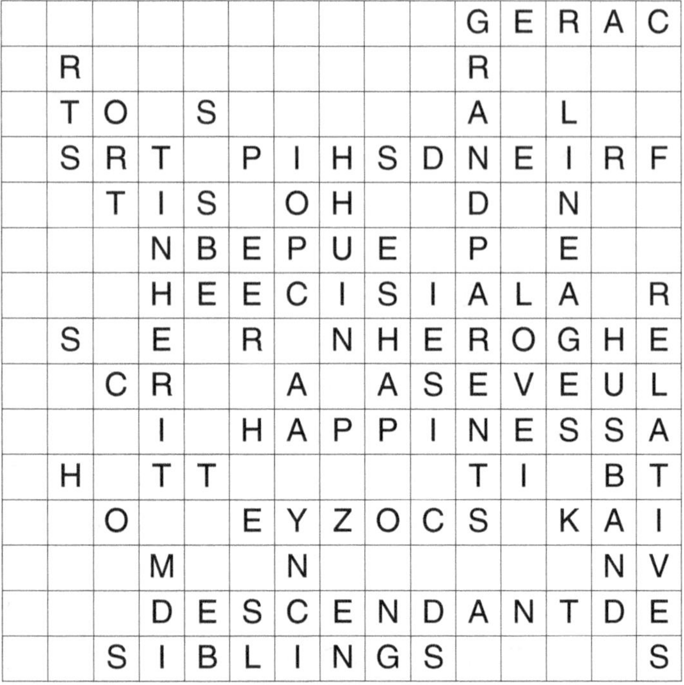

CONSERVATION
Puzzle # 14

RELIGION
Puzzle # 15

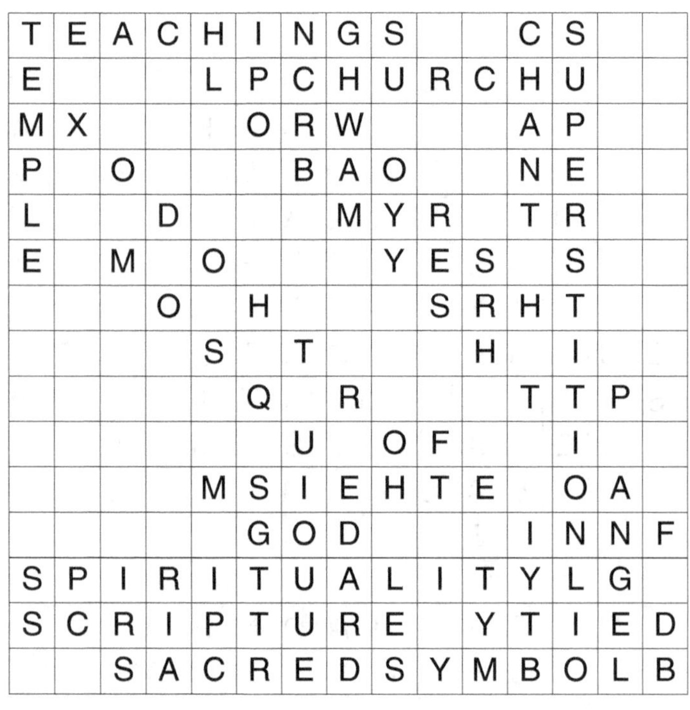

POST OFFICE
Puzzle # 16

ENERGY
Puzzle # 17

```
G  T     R     T  U  R  B  I  N  E        P
   A     I     O     N                    O
W     S     M     T  R  E  A  C  T  O  R  W
I        N  S     A        R              E
N  H        L  O  N     R     R           R
D  O           I  R  A     E     U        S
M  R  B           O  T  R     N     C     T
I  S     R                 C  T  H  E  A  T  A
L  E     O  R  E  F  L  E  C  T  G        T
L  P  C     S     R  A  E  L  C  U  N  I
O        O  T  B                 E        O
W  D  F     A  H  A                       N
E     I  U     L  G
R  E  T  R  E  V  N  I
         G  L        L
```

VILLAGE
Puzzle # 18

```
S           Y        T  R  A  C  T  O  R
   F  R     P     T  E  L  T  T  A  C
S     E  E     O  F  I  E  L  D  D  R
N  T  R  M  S  V     R     U     O
   O  F  T  R  I  E     U     B  P  O
H     I  A  I  A  M  R     P     S     F
   A     T  R  L  F  P  T
L  A  R  U  R  I  C  I     L  Y
      V  W     D  I  Z     I
      E        A  D  E  G  C
      L  S        R  N  R     I
   M     L     T     T  A        T
      U                 I  H        Y
H  A  R  D  W  O  R  K  I  N  G
   I  L  L  I  T  E  R  A  C  Y
```

FUEL
Puzzle # 19

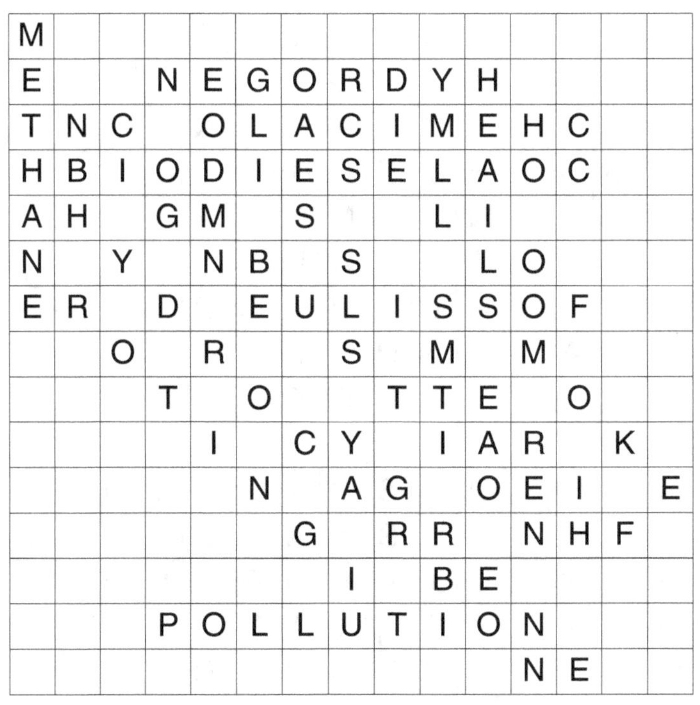

```
M
E        N  E  G  O  R  D  Y  H
T  N  C     O  L  A  C  I  M  E  H  C
H  B  I  O  D  I  E  S  E  L  A  O  C
A  H     G  M     S        L  I
N     Y     N  B     S        L  O
E  R     D     E  U  L  I  S  S  O  F
   O     R     S     M     M
         T     O        T  T  E     O
            I     C  Y     I  A  R     K
               N     A  G     O  E  I     E
                  G        R  R     N  H  F
                     I        B  E
            P  O  L  L  U  T  I  O  N
                              N  E
```

CINEMA
Puzzle # 20

```
   E  T  T  E  G  D  E  L  W  O  N  K
   R  U  N  N  C
      E  N  E  E  N
   D     T  E  M  M  E                 P
      I     A  V  N  Y  I              R
      E  R  E  E  E  I  O  D           O
O  N     R  E  N  H  R  A  J  U     F  M
   E  O     U  C  E  T  O  T  N  A  E  O
   Y  D  I  E  T  T  C  A  T  R  E  E  T
   C  R  I  T  I  C  I  S  M  C  E  L  I
      O  V  A  V  I  O     A  A  T  I  O
         E     M  O  P  N     R     N  N
            H     I  M           D  G  E
S  T  E  K  C  I  T     N           S
   N  O  I  T  A  X  A  L  E  R
```

SPACE
Puzzle # 21

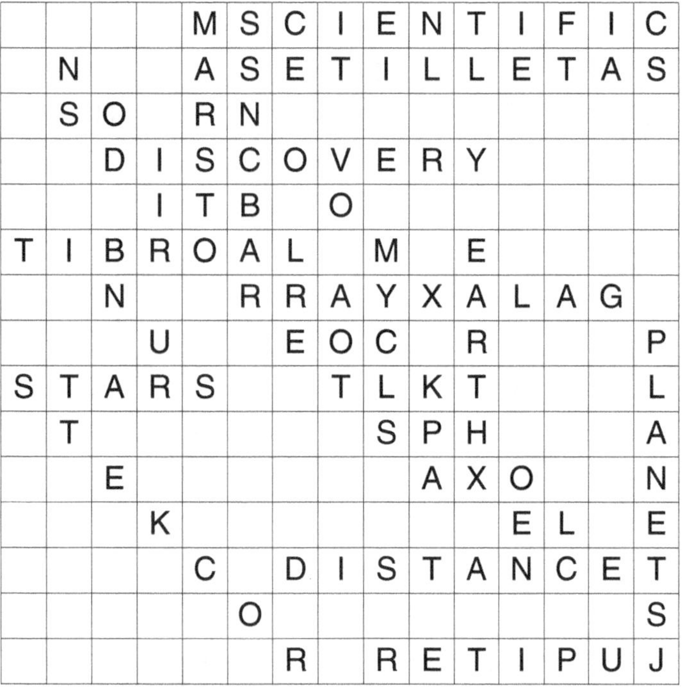

CRAFTS
Puzzle # 22

POLLUTION
Puzzle # 23

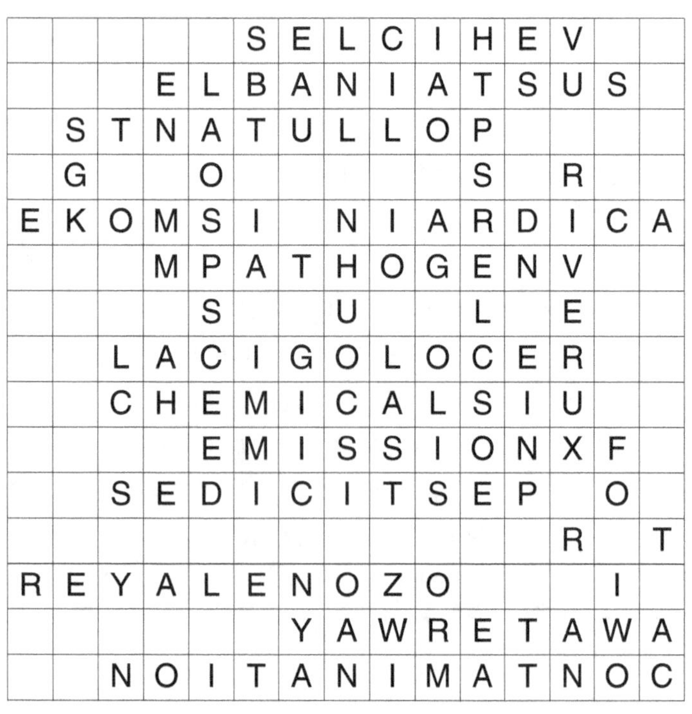

UNITY
Puzzle # 24

GEOGRAPHY
Puzzle # 25

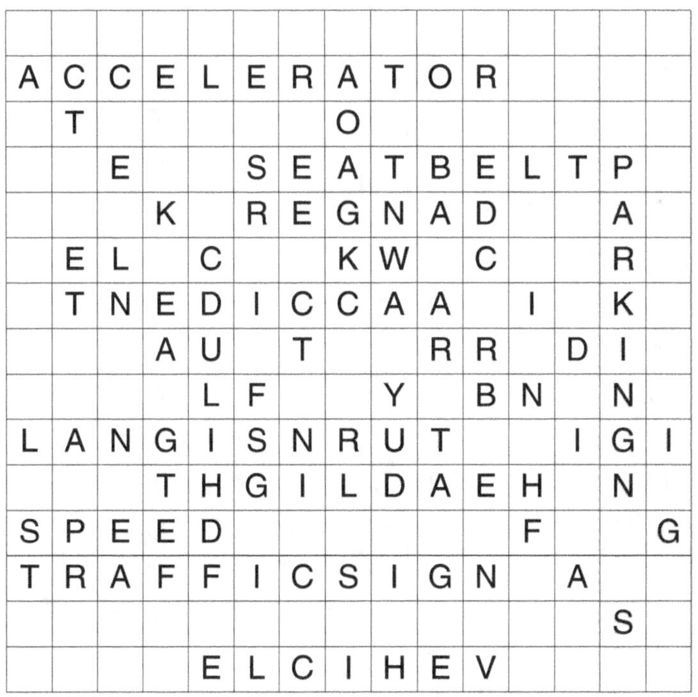

CLOTHING
Puzzle # 26

DRIVING
Puzzle # 27

INTERNET
Puzzle # 28

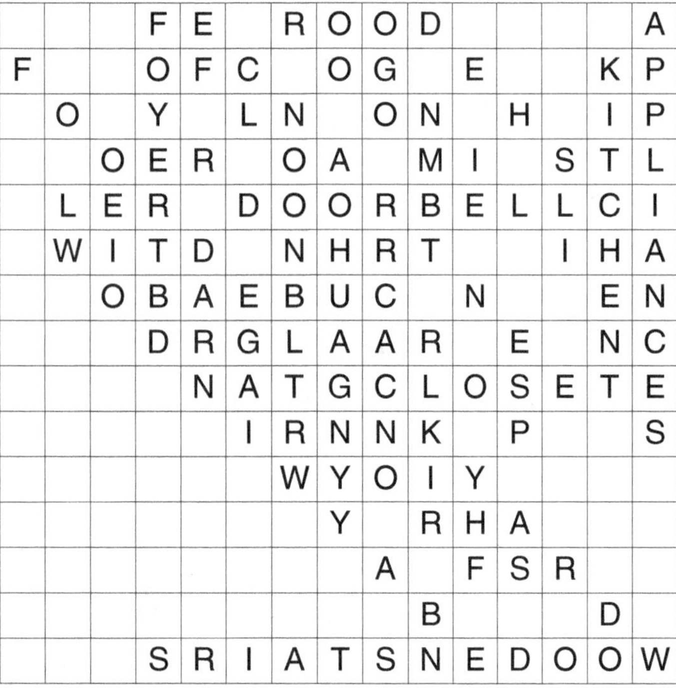

HOUSE
Puzzle # 29

RESEARCH
Puzzle # 30

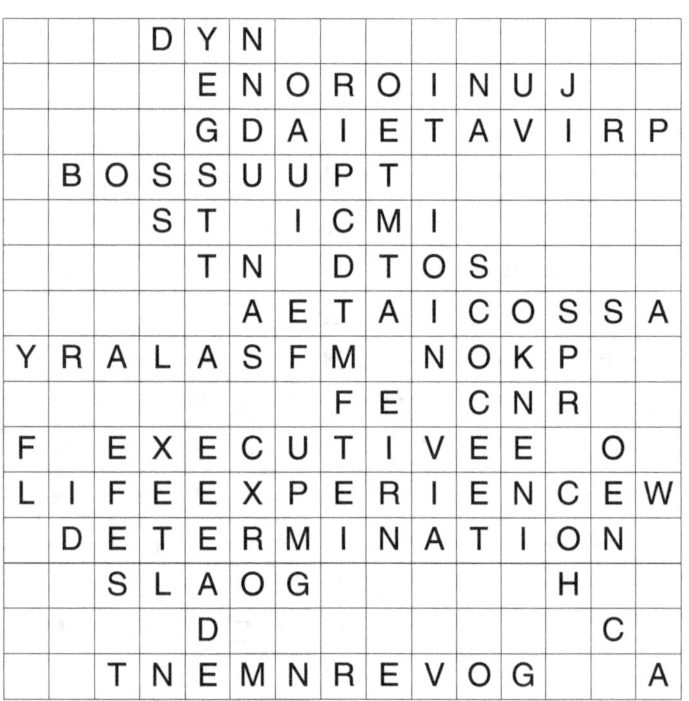

JOBS
Puzzle # 31

ZOO
Puzzle # 32

GYM
Puzzle # 33

PEOPLE
Puzzle # 34

SCHOOLWORK
Puzzle # 35

COOKING
Puzzle # 36

TRADITION
Puzzle # 37

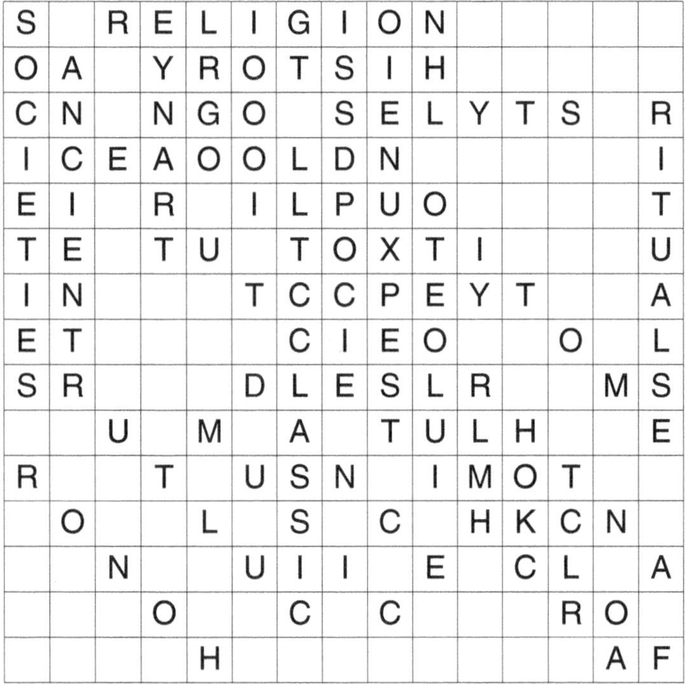

RAIN
Puzzle # 38

KITCHEN
Puzzle # 39

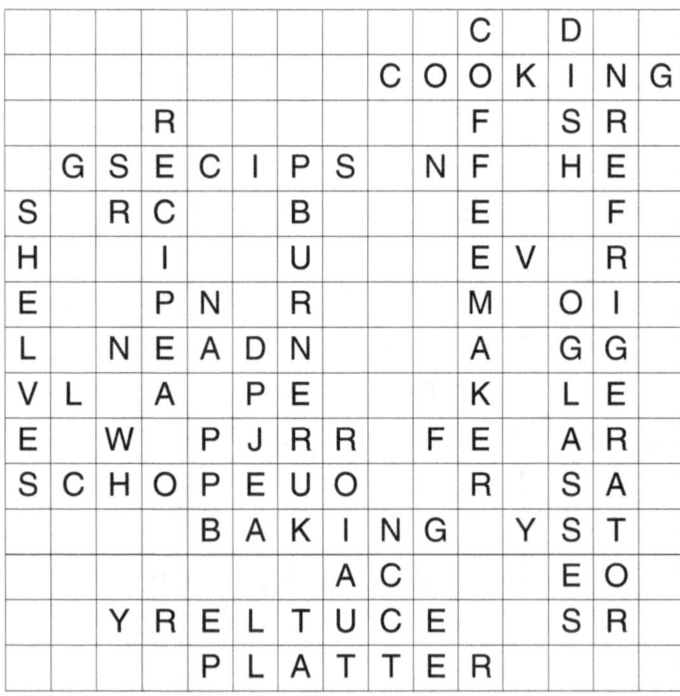

BUSINESS
Puzzle # 40

GOVERNMENT
Puzzle # 41

1	2	3	4	5	6	7	8	9	10	11	12	13	14	15
	L	W			Y	S	R	E	T	S	I	N	I	M
	P	A	A		C	C	T	R	E	A	S	U	R	Y
	R		C	L		O	A				U			
	O			I	I		U	R	S	T	A	T	E	S
P	V	S		T	T	V	T	N	C	H				
G	I		E		N	I	I	E	T	O				
	N	H		I		E	L	C	N	R	M			
	C	I	S		C		M	O		I	Y	E		
F	E		L	R		I		T	P	T	B		D	
	E			U	E		L	E	R	Y		A		
		D			R	D		O	M	A			C	
		E			N	A	L	P	I	P				
		S	R	O	N	R	E	V	O	G	E			
			A				L					E	D	
					L								R	

FIRE
Puzzle # 42

1	2	3	4	5	6	7	8	9	10	11	12	13	14	15
		F									W	S		
C		L	K	C	I	T	S	H	C	T	A	M		
	A	A		B				E			R	O	I	
		M		O		F	L	A	M	E	M	K	L	
		M	P	N	G			R		X	T	I	L	
		A		F		N		T		T	H	N	U	
		B		I		I		H		I		G	M	
		L		R		R		N		N			I	
		E		E		E		R		G			N	
E	U	C	S	E	R	N	O	I	T	U	A	C	A	
										I	B		T	
I	G	N	I	T	I	O	N			S	L		E	
		S	K	R	A	P	S			H	A			
I	N	J	U	R	Y	E					Z			
				R	E	T	H	G	I	F	E	R	I	F

GARMENTS
Puzzle # 43

1	2	3	4	5	6	7	8	9	10	11	12	13	14	15
	U								K					
	N						S	T	N	A	P			
	I		E	V	E	N	I	N	G	G	O	W	N	
	F		F					S			T	L		
T	O			E				S			H	A	C	
	R			I			J		E		O		O	
	M	I				H		A		R	O			C
			K				C		C		D			
				S	E			R	J	K	I			
H				Z	T	I			E		E			
A			S	H	I	R	T		A	K		T		
T	P			C			P	O	N		D			
F	U	R	C	O	A	T	P	H	S			N		
			O			R		E	S				A	
			N				F		R					H

SADNESS
Puzzle # 44

1	2	3	4	5	6	7	8	9	10	11	12	13	14	15	16
	C	I	T	S	I	M	I	S	S	E	P				
B	R			S	E	V	I	T	A	G	E	N			
R	U			D	O	C			L						
O	S			E		L	I	S	O	R	R	O	W		
K	H			P				I	T	S					
E	E			Y	R	R	O	S	T	S					
N	D	Y	L	E	N	O	L		U	U					
H				S		Y				D	J		G		
E		D		S			M	Y			E	N		R	
A				D	E	T	N	I	O	P	P	A	S	I	D
R				D	A			I		O	P			E	
T					T	A		I		O		L	A		F
E								H			P		G	H	
D			G	N	I	R	E	F	F	U	S		N		
C	O	N	D	O	L	E	N	C	E	S					U

SPRING
Puzzle # 45
WATER
Puzzle # 46

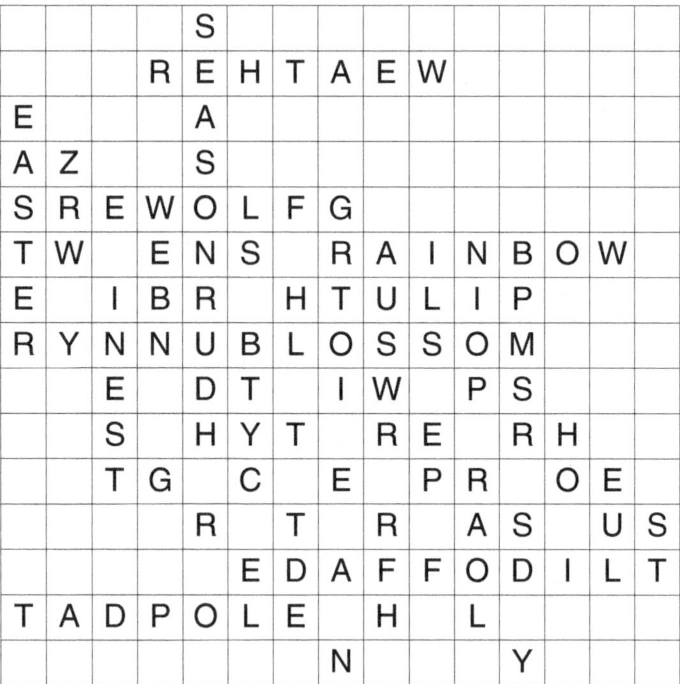

CAMPING
Puzzle # 47
BACKPACKING
Puzzle # 48

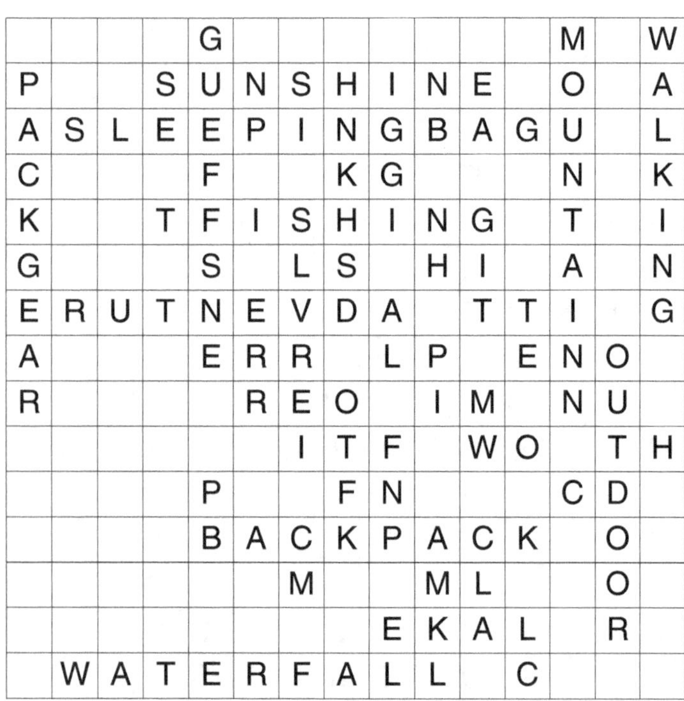

BEACH VACATION
Puzzle # 49

```
S A N D C A S T L E         S
  K   U         U   S E V A W E
    C   S W I M N R           A
N     O           P   S I     F
  E     R   Y E       E D     O
  C R A B S   O       H T I   O
    S D Y A L P J     O S A N D
    U L       L X N T         G
    R I       E   A E
      F H             L
        I C       S E A
      W I N D Y         R
              G
      G N I H T A B N U S
```

HISTORY
Puzzle # 50

```
    H C R A E S E R
        A   G S C I T I L O P
          W   D L R O W
  N   Y           E
    O   M C         L
G       I   O L         W
E G Y P T   N A         O
O R       C   O S         N
G   I   M A E   C S         K
R   N P   O N L   E I
A   E M   D C L   L C
P   K E E R G I O   T S A P
H S E C R U O S N E C   S
Y         Q   K I N G   A
P H I L O S O P H Y K T     C
```

EARTH
Puzzle # 51

```
      L I T H O S P H E R E
  W A T E R E H P S O R D Y H
  O     F           A
C Z         I D       T
  O C E A N   L N       M
  N R         D   A     O
N E R E H P S O I B L S
  O     N E G Y X O   P
    I G E Q U A T O R H     V
      T R B           E     O
R     U A O           R T   L
  E     L V L I O S E   S C
    V     O I G           A
    I       V T E N A L P N
      R       E Y           O
```

VEHICLE
Puzzle # 52

```
              H C A O C
                S D A O R
  H S R U B B E R T I R E
    Y E E N I G N E   G       S
    B A   L O R T N O C       A
    R T           E           F
    I B               R       E
P E     D E               G T
O V       L O               Y
  W I G N I T I O N
G B A T T E R Y     L
E         R D
A U T O M O B I L E
R
T R A N S M I S S I O N
```

FACTORY
Puzzle # 53

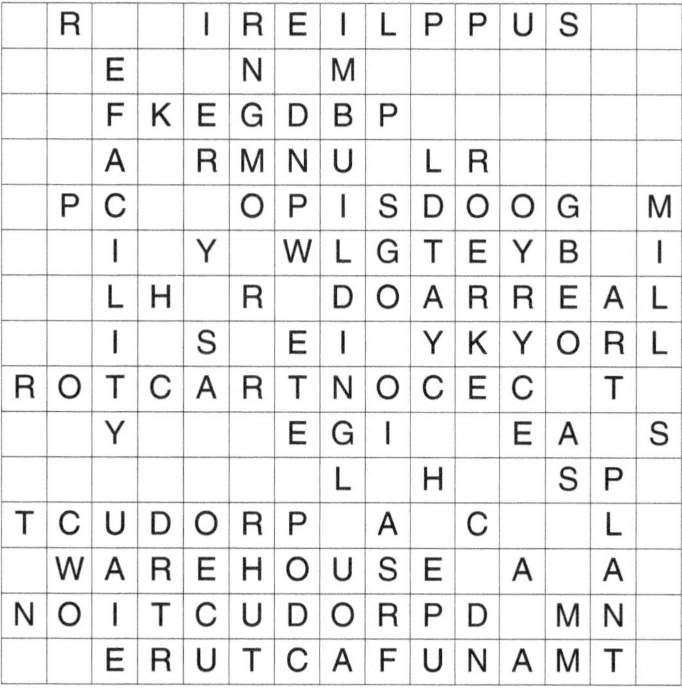

ELECTRICITY
Puzzle # 54

ANXIETY
Puzzle # 55

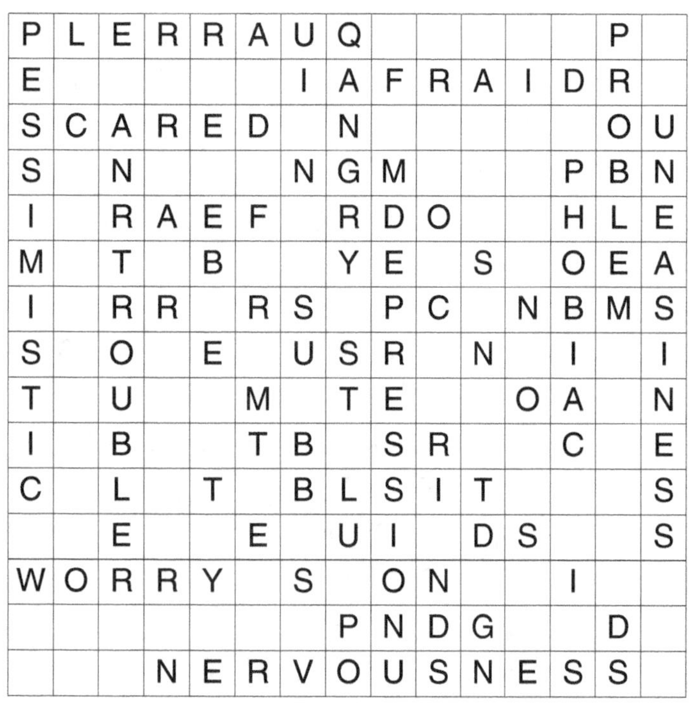

BIRDS
Puzzle # 56

MOBILE
Puzzle # 57

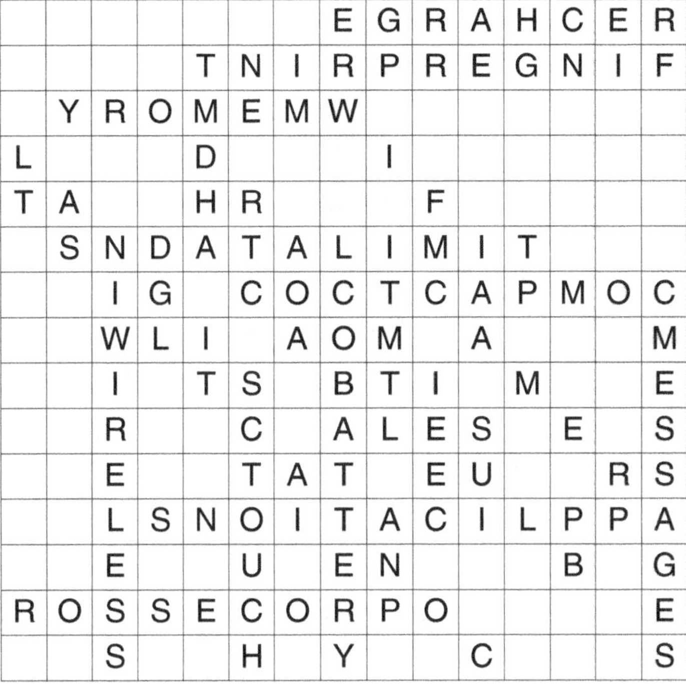

LABOR
Puzzle # 58

Y	T	I	L	A	U	Q	Y		P			
	R						M		R			
	S	T	E	E	L			D	O	T	O	
			L	W			E	N	S	F		
	R	A	T	E		O		V		O	O	I
			C		L	P	E		S	C	C	T
T		Y	T		A	L			B	E		
	U		M	R	A	U	T	O	M	A	T	I	O	N
	P	A	I	T		P	C				J	
	N	C		S	S	E	R				
	A	I		U	D		O				
	G	T		D	O		B				
	E	Y		N	O		A				
S	E	R	V	I	C	E	S		I	G		L
N	O	I	T	C	U	D	O	R	P			

DIRECTION
Puzzle # 59

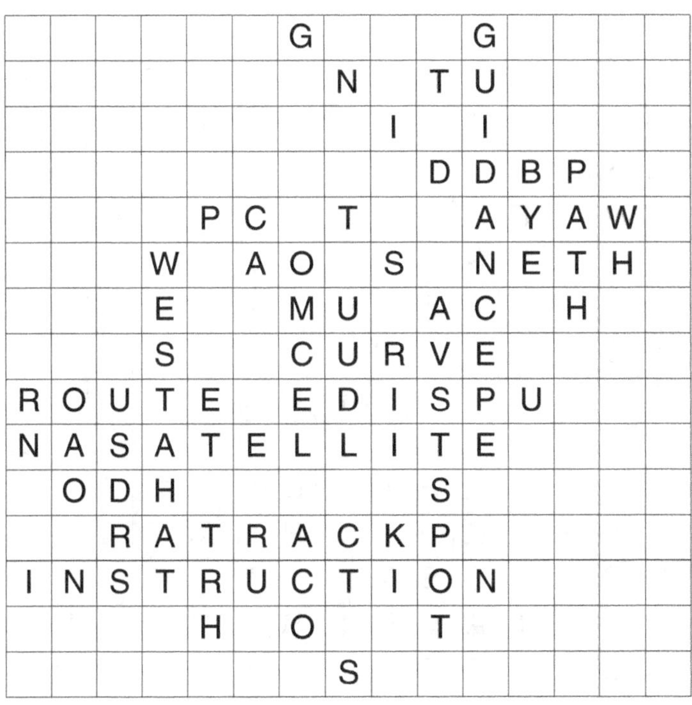

COMMERCE
Puzzle # 60

N	O	I	T	C	A	S	N	A	R	T	B	
											U	
			X	A	T	S	E	L	A	S	
		E	R	A	H	S	K			I	
I			X			E	X	C	H	A	N	G	E
	M			P	G	C			O		E
		P	Y	M	O	N	O	C	E	T	S
		O			R	I	N	D	U	S	T	R	Y
T	I	F	O	R	P		T	L	S	
M	A	R	K	E	T			A	U	
E		E	Z	I	L	A	I	C	R	E	M	M	O	C
	C				D	N	A	M	E	D	E
N	O	I	T	C	A	R	E	T	N	I		R
	T	R	A	D	I	N	G		
	P	U	R	C	H	A	S	E	

RESTAURANT
Puzzle # 61

AUTOMOBILE
Puzzle # 62

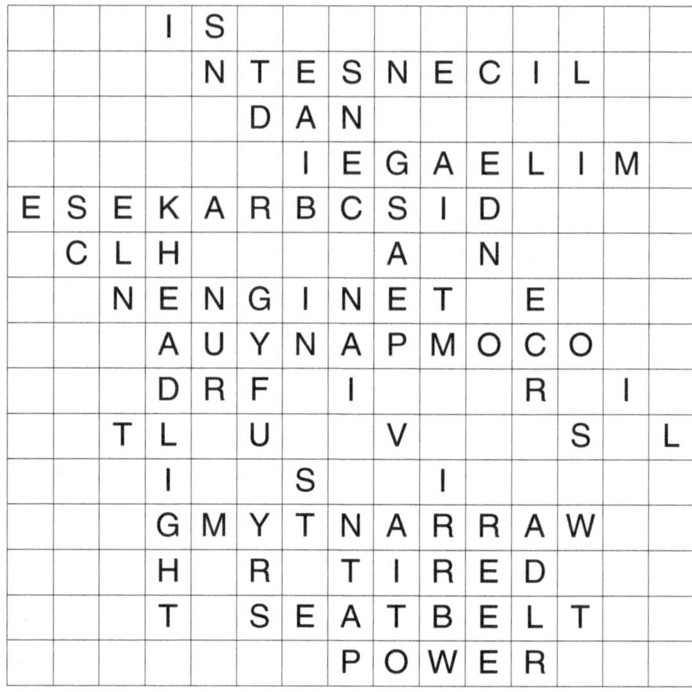

AT THE SEASIDE
Puzzle # 63

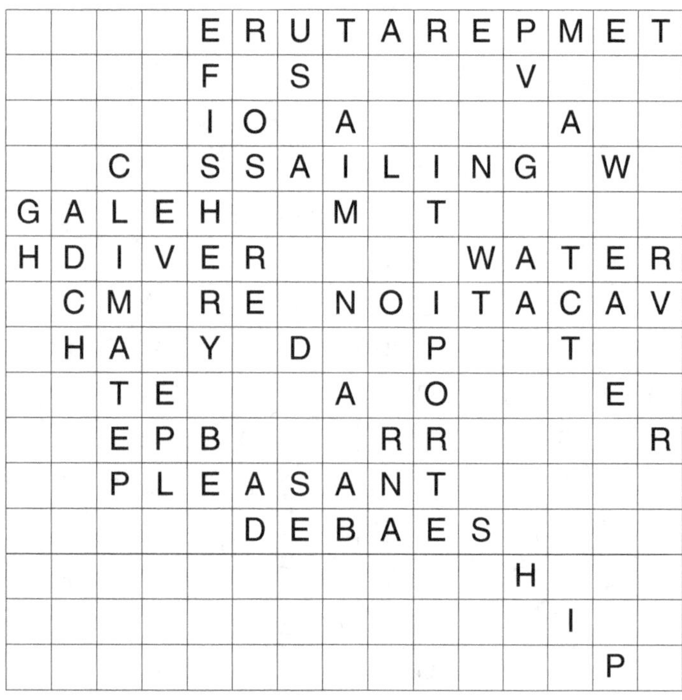

ENVIRONMENT
Puzzle # 64

SHOPPING MALL
Puzzle # 65

```
    S C I N O R T C E L E
    S   L     Q U A L I T Y
C M   R   E F A S H I O N P
  R A   O   D   T M       R
  E S   L   O O   E       O
  C D S   O   M       T   D
E A P P L I A N C E       I U
B R A N D O T G   R L       C
  O       T C E S   Y       T
  T       H A C       T     I
    S       I R H         S O
      K       N D A         N
  F O O D C O U R T G   I
        X O B G I B     R
Q U A N T I T Y B   E C I R P
```

DANCE
Puzzle # 66

```
C T D I S C O M
  H E     H T O R T X O F
Y B O L   Z Z A J O
E R E R L     R   R C
  D A L E A   P   L   L
P N R L O B   O   E A L
A   A O Y G   H   S   A
R   M P D R   P S T   B
Z T L A W E M A A   I   O
N       L E N P   C H   N
E T S I W T L T C H   S
R             A N E   W
    S T N E M E V O M I
      R O O L F E C N A D
E C N A D P A T I M I N G
```

FOREST
Puzzle # 67

```
    S E L I T P E R
E       E       R
  N   S   C     U
    V   E C O S Y S T E M
      I G   E   Z       A
P H S E R F   R O       N
  L     A O     T N
  A     S   N M O S S E S
  F N   S M A M M A L S
      L T E I N S E C T S
        O S K   E N
          W   R   D N T
S L L A F R E T A W L O
L A K E S D R I B   I T
D N A L D O O W S     W S
```

MOVIE
Puzzle # 68

```
        P R O D U C T I O N
    Y       R E L E A S E
N R     Y   C     C
  O R O T C E R I D   T
R A T I N G S A A   S O
  A C T R E S S R T U R T
    A   T   T O   M I
      M   A R     T
R E A L I S T I C C Y   L
S C R E E N I N G R R   E
  E L O R N I A M E
P R O D U C E R     V W
      S R E L I A R T
              E
              W
```

GEOLOGY
Puzzle # 69

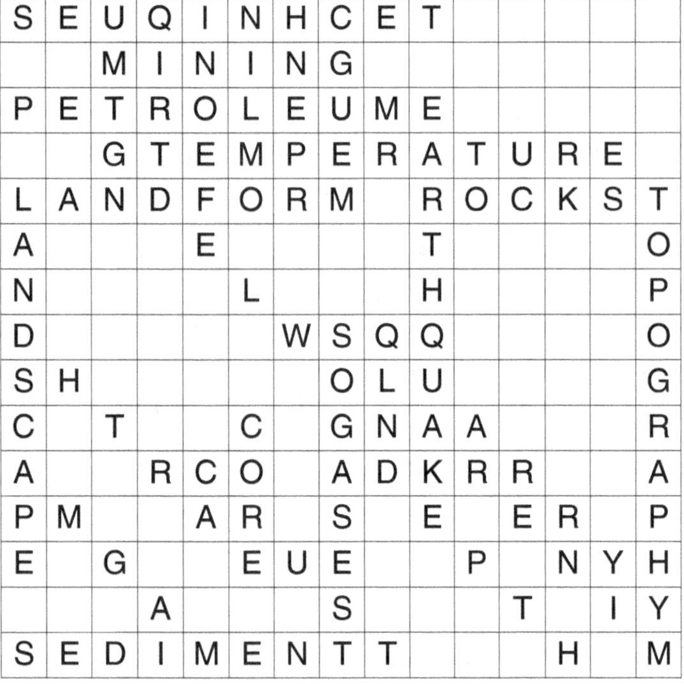

WEAPON
Puzzle # 70

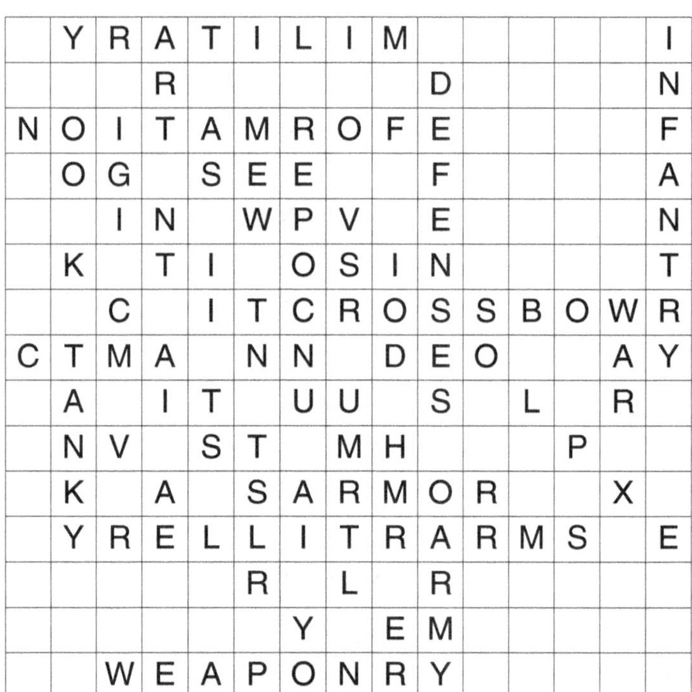

ELECTION
Puzzle # 71

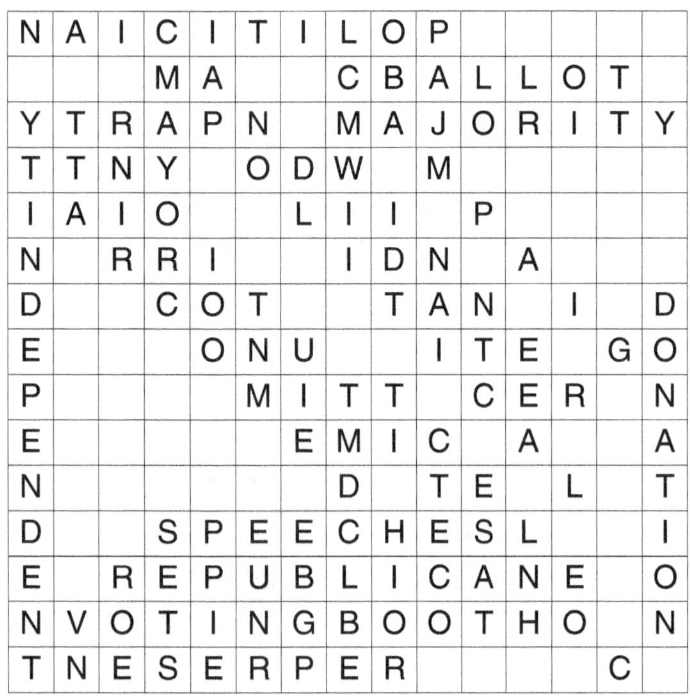

WINTER
Puzzle # 72

JUSTICE
Puzzle # 73

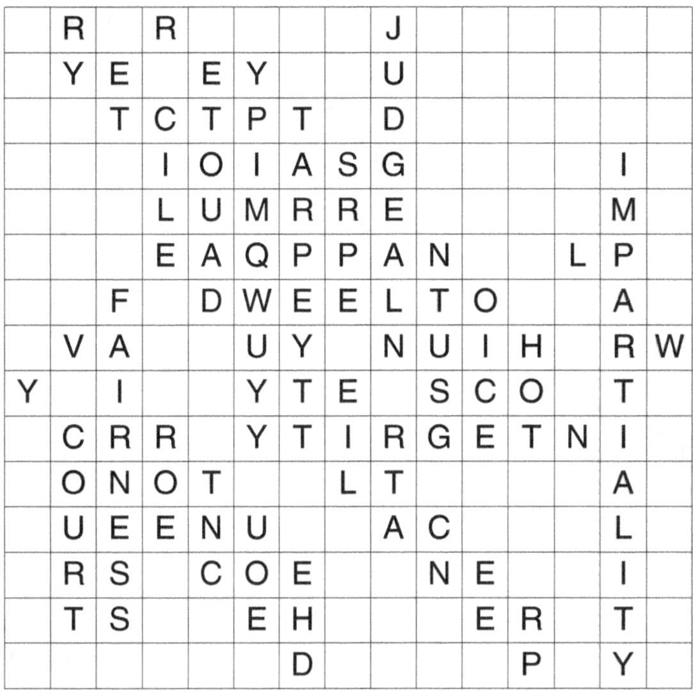

FLOWER
Puzzle # 74

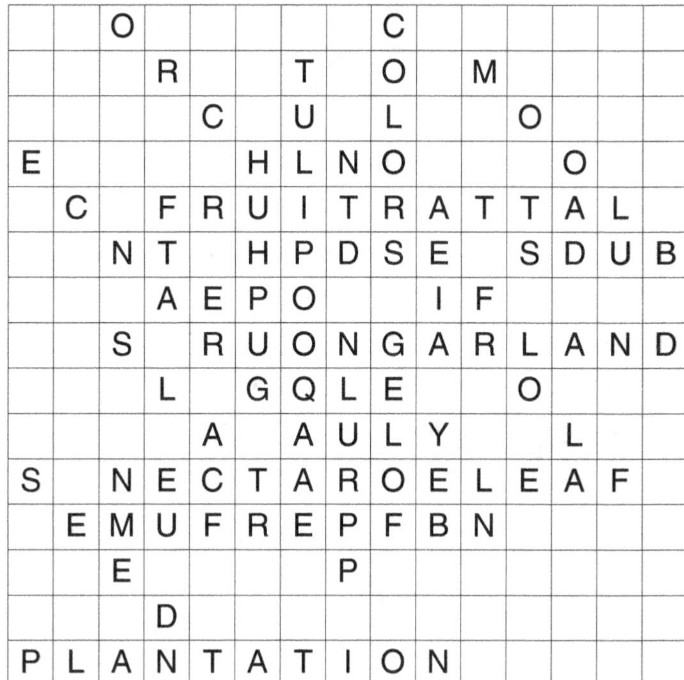

OFFICE
Puzzle # 75

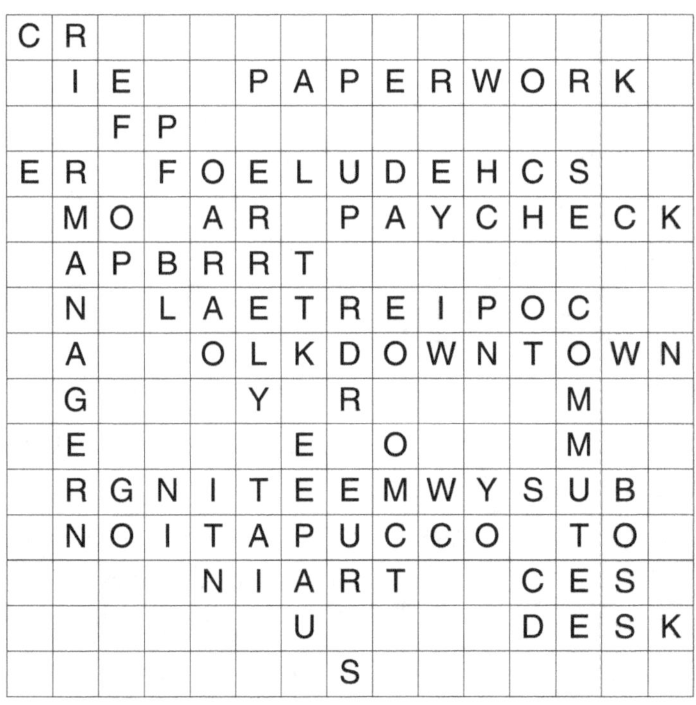

EMOTION
Puzzle # 76

MUSEUM
Puzzle # 77

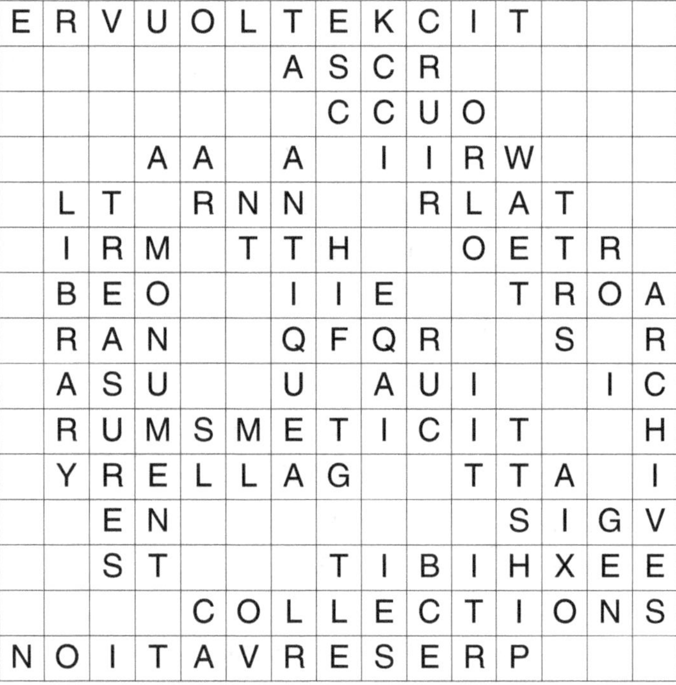

GIFT
Puzzle # 78

OCEAN
Puzzle # 79

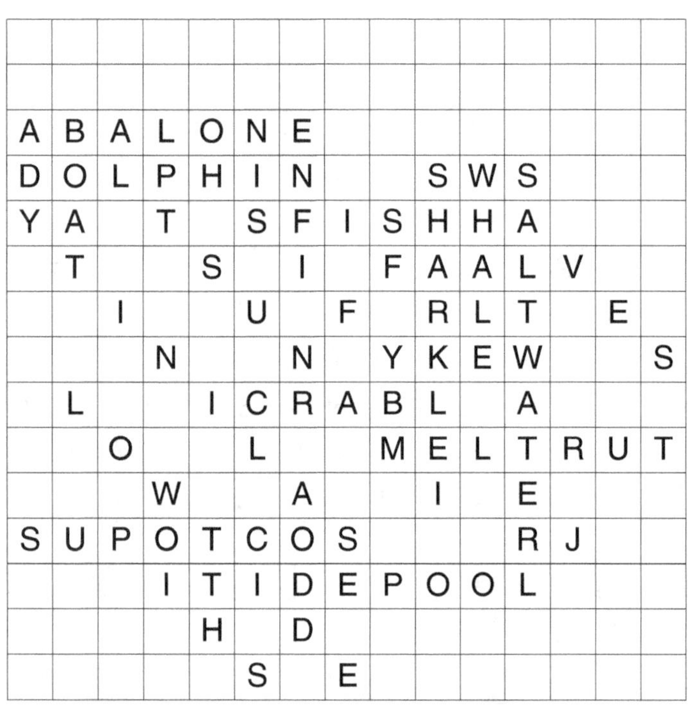

RURAL
Puzzle # 80

HEALTH
Puzzle # 81

	M		D	I	S	E	A	S	E		H			
	U		N	O		L					U			
E	S			O	O		A				M			
	C				I	L		C			A			
P	L	N			L	T	B		I	D	N			
	E	S	E	R		A	I			S	I			
	S	E	C	U	E		N	R	Y		Y	E		
			L	I	L	D		O	T	D		H	T	
			S	E	F	R		I	U	O			P	
N	M		H	Y	N	N	O	R	T	N	B			
	E		E	X	E	R	C	I	S	E	O			
		R		N	S	A		E		I	D	M		
			V		T		R				D	N	E	
				E		A		T					E	
	S	T	R	E	S	S	L						G	

WORLD WIDE WEB
Puzzle # 82

		N	D	O	C	U	M	E	N	T	B			
P		C	O	M	P	I	L	E		R				
	O			I	E	T		F			O			
	A	T			T	S	P		I		W			
	L		K			A	A	Y		L	S		G	
G	G			S			C	B	R		E		R	D
C	O	M	P	R	E	S	S	I	A	C	R		A	O
	R	L	D			L	D			L	T	N		P	M
	I	E	A	O	B	A	C	K	U	P	A	E	H	A
	T		D	N	W		T				P	D	I	I
	H			L	A	N		I				A	C	N
	M				O		L		G				S	
					F		O	L	I	A	M	E		
			R	E	K	C	A	H	D					
	I	N	T	E	R	N	E	T		D				

MILITARY BASE
Puzzle # 83

F	B	B	D	E	F	E	N	D					
I	B	A	S	E			F						
E		T	L		C	F	O	R	M	A	T	I	O	N
L		T		L		O		R				D	
D		E	A		I		D		C			E	
M		R		E	E	S	N	E	F	E	D		S
A		Y			F		T						T
R				C	Y	E		I					R
S			A	A		M	D		C	A	N	N	O	N
H			D			E						Y	
A			E	M			D					E	
L	P			T		I			A			R	
		M			B	A	R	R	A	C	K	S	
			A	I	R	C	R	A	F	T	A		
	M	A	R	C	H				L				

CULTURE
Puzzle # 84

	I				N	E	S			N		
U	N	I	T	Y	C		O	G	Y		A	
	T			O			I	A	M		T	
S	E			S	M			T	U	B	I	
R	R			M	L			A	G	O		
E	A	O			I	R	E		C	N	L	
G	C		T		T	O	A		F	U	A	
U	T	Y	M	S	M		N	R	A		D	L
L	I	R	S	A	E			N	M			E
A	O		E	E	N	C	I	V	I	L	I	T	Y
T	N			S	T	N	N			L	N	
I				P	R	E	A			Y		G
O		T	R	I	B	E	U	R				
N					C	O	S					
S	E	U	L	A	V			T	C			

COURT TRIAL
Puzzle # 85

```
            J P R O B A T I O N
              U   E   I
D   T     P J S   S N
  E   N     R U T   N
P N A   E J J I D I O E
E U O T   M U A S G C     F
C C N I H   N R I O E E     E
  O N I T P T O Y L N         D
  U E S U E C S T T
    R T H C N I I L I
      T N M E A D R I M
O F F E N C E E S L R P U E
          A S N O T E M G
  W I T N E S S   T R Y V I
T R I A L A W Y E R     P
```

EXERCISE
Puzzle # 86

```
H C A O C R             C
  H   E   E   R E Y A L P
  N A D S   N E   S     U
  O M R O F I T N E S S B
    I P A O   A E   L
A T     T I O L   R P   U
T N Y     I O B Y   T M   R
E H E A A   T N E M     O
S L M L E   E S R P     C
  I E P P R   P H O I
  D C T I   O   M I C C
    L R E U   B   O P S S
    M E E   Q W I N C
    Y I X   E   C
    G F E       S
```

CRICKET
Puzzle # 87

```
  T E K C I W
F I E L D E R S
W   T G R O U N D
I H   E E       A
C   C   S S     E   P
K     T S T G     R
E E     I E T N U N I F O R M
T   K   N P V E I     P
K     I G A   O M N     M
E T     R   M L L N     U
E   E   O T   S L G E I
P     A O   S   T A B H
E       M       A B
R       R E L W O B
L A N O I T A N R E T N I
```

BEAUTY SALON
Puzzle # 88

```
S   R E S S E R D R I A H   M
  E   C R R E Y R D R I A H O
H   L H O A M       W I     I
A R   K S N C A     A R   S
I Y E   N A D N S     X S   T
R   A N   I W I I S   I T   U
S   R I   R R T K A N Y   R
T P     P L R W I I S G L   I
Y   U   S E E N A O   E   Z
L   E   R Y B O H N     E
I     K   I E R I   E   R
S     L A I C A F A H   R
T       M   U H   B S
S     B E A U T Y C R E A M
P E D I C U R E Y       F
```

FASHION
Puzzle # 89

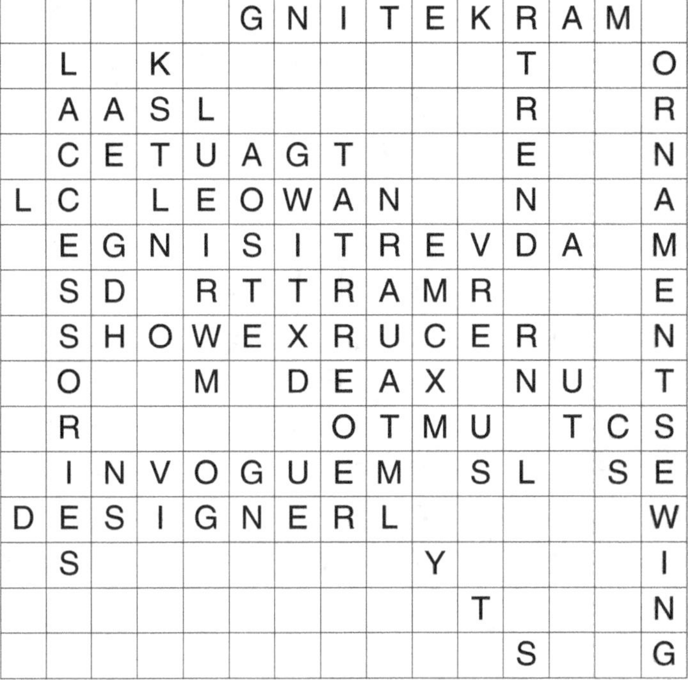

COMPETITIVE ADVANTAGE
Puzzle # 90

GRADUATION
Puzzle # 91

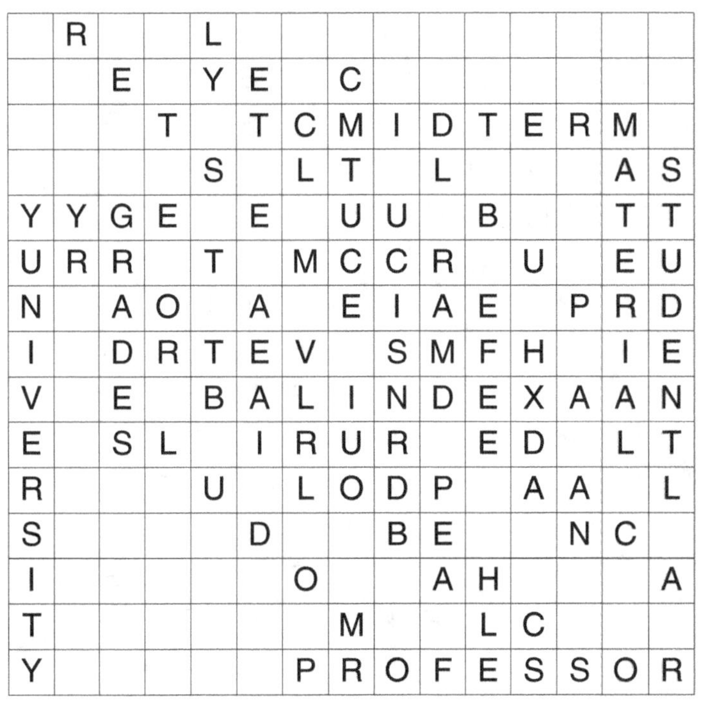

SUN
Puzzle # 92

MEDIA
Puzzle # 93

A	I	D	E	M	I	T	L	U	M	A	U	D	I	O	
N	R	S	R	E	D	I	V	O	R	P					
	O	E		E			G	R	A	P	H	I	C	S	
T		I	G	T	C				L						
	N		T	U	S	N	E	W	S	I			N		
P		I		A	L	A	A		C				E		
	I	A	R	E	M	A	C	T		A			W		
		H		P		R	T	D	S	T			S		
		S				O	I	A	I				W		
		R				F	O	O	D				O		
	N	E	T	W	O	R	K		N	N	R		R		
	P	U	B	L	I	S	H		I	S	B		T		
N	O	I	T	A	C	I	N	U	M	M	O	C		H	
			L	I	C	E	N	S	E				Y		
	L	A	N	G	I	S	S	O	C	I	A	L			

SEWING
Puzzle # 94

												D		
S	E	H	C	T	I	T	S	C	I	S	S	O	R	
	S	A	F	E	T	Y	P	I	N	S		E		
			N	R	Z	I	P	P	E	R	S			
D			O	I							S			
E		N		I	H						M			
S	C	D	R	N	H	S					A			
I	N	L	A	E	S					K				
G	O	E	T	U					E					
N	T	T	D	R	T	C		R						
E	G	H	T	L	H	A	N							
R	P	A	N	T	U	E	T	P	I					
	N	I	B	B	O	B				P				
						E	L	B	M	I	H	T		
L	E	E	H	W	G	N	I	C	A	R	T			

COMPETITION
Puzzle # 95

		S				Y	B	G	U	R			
		T		C	P	L	A	Y	E	R	S		
		F	N		O	B				P			
E	S		O	E		A				O			
	Q	R		O	M	S	C			N			
T	U	E		S	T	E	I	H		S	S		
	E	I	D		T	B	V	N	E	O	T		
R		K	P	A		A	A	E	N	S	R	A	
A		L	C	M	E	L	D	L	I	E	S	M	
N		L	I	E	L	I	L	H	T	I			
K		U	A	R	N	R	U	C	N				
I		B	B	C	T	E	M	A					
N	T	E	A	M	S	S	R	O	T	C	E	R	I	D
G	E	C	I	T	C	A	R	P	H			
S			E	N	D	U	R	A	N	C	E		

PSYCHOLOGY
Puzzle # 96

Y	H	T	A	P	M	Y	S		E				
N	O	I	S	S	E	R	P	X	E	M			
N	J	E	N	O	I	S	S	A	P				
O	D	N	I	M	T			H					
I	T	O	O	H	K		S						
H	Y	S	T	E	R	I	A	T	U	C			
R	A	R	E	S	I	S	O						
G	O	T	G	S	S	O	I	H					
N	I	A	I	E	E	E	N	A	S				
M	I	V	N	R	R	N	R	S	S				
G	O	L	A	X	R	T	P	M					
R	O	E	H	I	I	M	E						
I	D	E	E	E	E	D							
N	O	I	T	C	E	F	F	A	B	T	N		
		F	Y	T									

AVIATION
Puzzle # 97

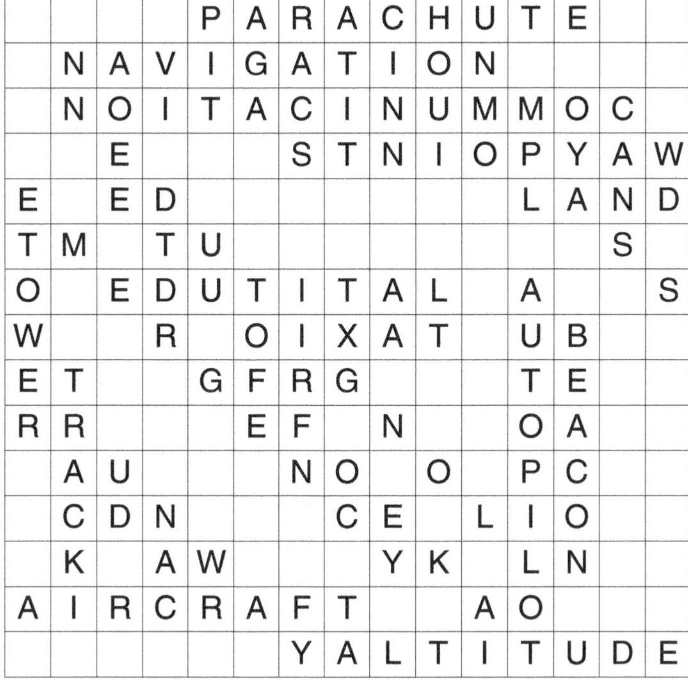

MOUNTAIN
Puzzle # 98

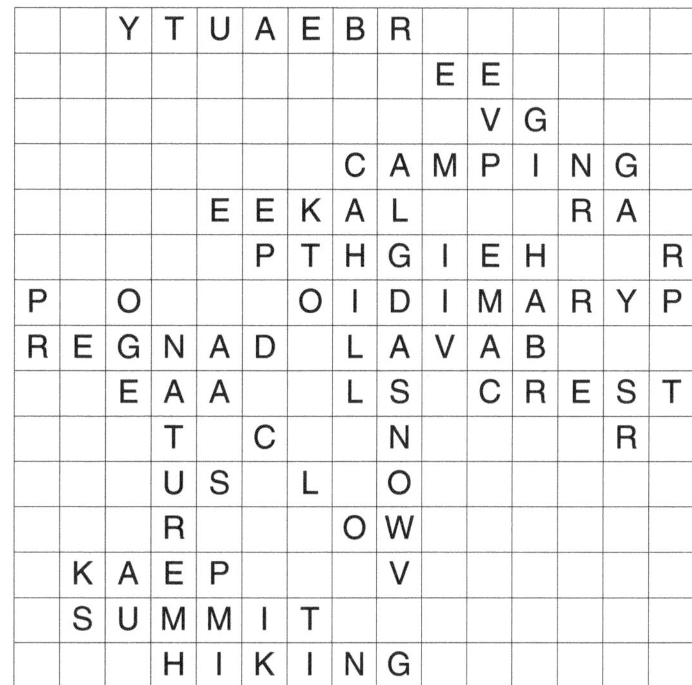

ECOSYSTEM
Puzzle # 99

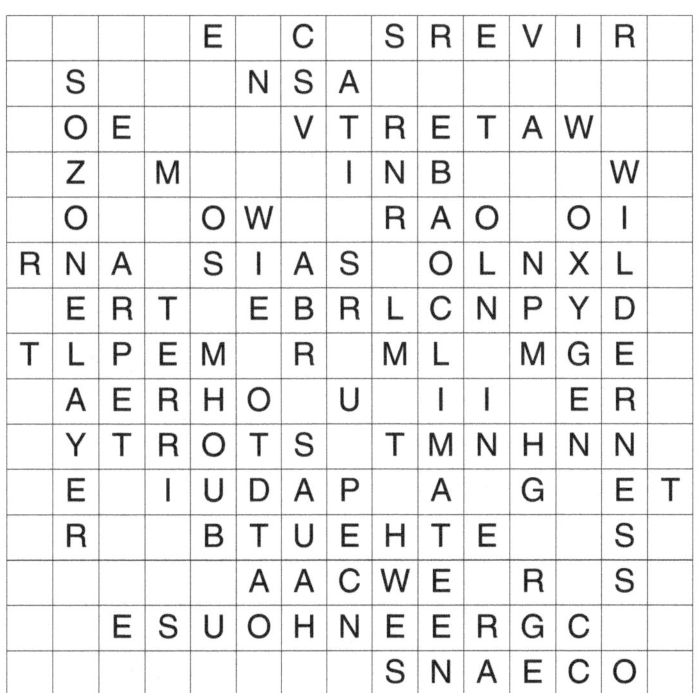

WEATHER ELEMENTS
Puzzle # 100